中山研一

臓器移植と脳死

●日本法の特色と背景

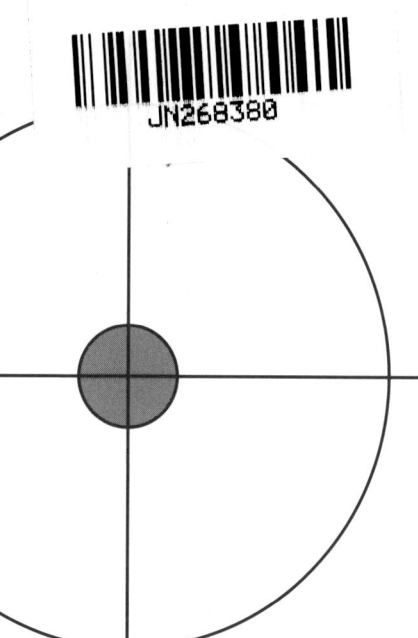

成文堂

序　文

私は、一九九九年二月二二日から二八日までの間、カンボジアの法学教育支援のボランティア活動のため、カンボジアのプノンペン大学で講演や講義をした後、二月二八日朝、関西空港に着いたら、脳死移植の第一例が高知の病院で行われていたことをはじめて知らされた。帰宅早々から、ニュースの洪水に追われて悲鳴をあげたことを覚えている。

あれから、もう二年以上経過して、合計一四の実施例が積み重ねられ、そのときどきに関心を新たにしながら、検証の経過をフォローしてきたが、二〇〇一年三月には、施行三年後の法の見直し問題もあり、脳死・移植問題についての外国法制との比較という課題にも関心を持ちつづけてきた。

本書の執筆の直接の契機になったのは、一九九九年当時、早稲田大学に留学中の中国人民大学の院生の丁相順氏から、日本の臓器移植法について質問を受け、その内容が中国の新聞にも紹介され、現状をまとめた書物を中国語にも翻訳したいという申し出があったことによる。たしかに、日本の臓器移植法は、国際的に見れば異例の立法であるが、激しく長い「脳死論議」を経た上での微妙なバランスを考慮した苦心の産物であり、諸外国の立法や実務にとっても反面教師としての意味をもつものともいえよう。

私は、脳死論議が始まった頃から、この問題に継続的に関心を持ち続け、三冊の著書も刊行したことがあるが、今回、成文堂新書が発刊になる機会に、その一冊として、これまでの経過と現状を簡単にまとめておこうと決心して、短期間に執筆して出来たのが本書である。

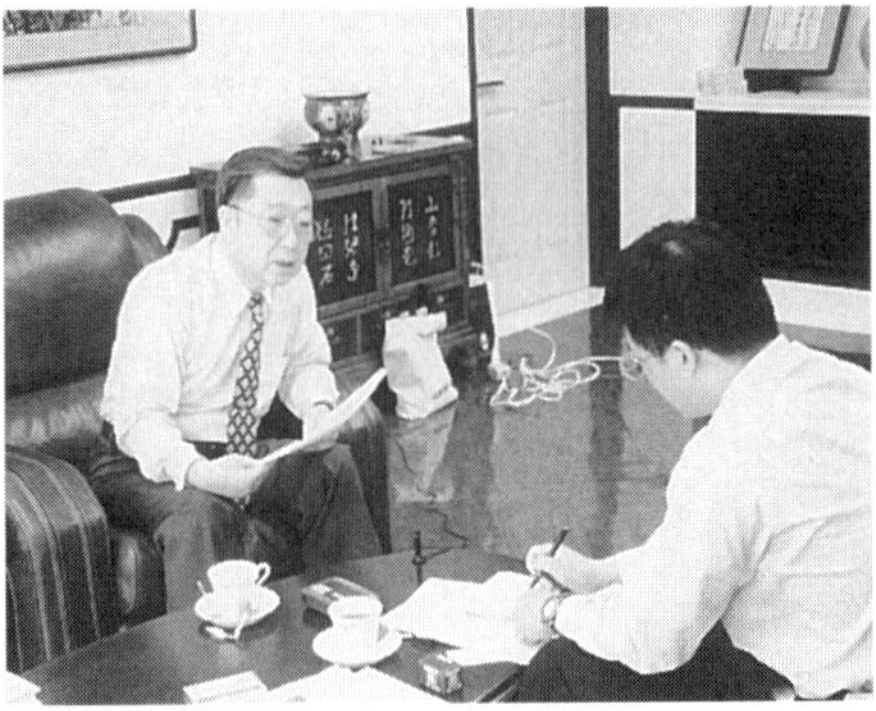

成文堂の阿部耕一社長のほか、今回は編集部の本郷三好氏に大変お世話になった。あらためて感謝の意を表する次第である。

二〇〇一年六月

中山研一

目次

まえがき

本書の執筆をはじめた二〇〇〇年一一月から二〇〇一年三月までの時点で、臓器移植法施行（一九九七年）後、脳死段階からの脳死判定の実例は一三例、臓器提供の実例は一二例を数えるが、ごく最近のものとしては、二〇〇一年二月二六日に、交通事故で東京の日本医科大学病院に入院していた二〇代の女性が、臓器移植法に基づいて脳死と判定され、移植のために心臓は大阪大学病院に、肝臓は北海道大学病院に、腎臓は東京女子医科大学病院と埼玉医科大学病院に、それぞれ送られたが、肺は損傷がはげしく、小腸は登録患者がいないという理由で移植は断念されたという（朝日新聞二〇〇一年二月二七日）。

しかし、この記事は、社会面の端の方に簡単に事実経過として報じられたにすぎず、それ以上の詳しい情報は報道されないままに終わっている。この記事は、注意して見なければ見逃す程度のものであり、マスコミの関心もその程度に落ち着いたものになったといえようか。

一九九九年二月二八日に行われた高知赤十字病院における第一例目の脳死移植の場合の、大々的で詳細なマスコミの報道と社会的な関心の大きさとを比較して見ると、第十三例目までとの間のいちじるしい相違には、実に驚くべきものがある。

脳死移植が最初は社会的に特別な関心事であったものが、次第に通常の日常的な出来事の一つとして定着していく過程をあらわす当然の帰結であるということもできるであろうが、しかし、それにしても、その落差は余りにも大きく、そんなに簡単にこれまで論議された問題が忘れ去られてよいのかという思いを強くするものである。

この思いは、脳死移植の問題が、今でもなお数多くの課題をかかえており、決して解決ずみのものとはいえないという認識に根ざしている。今後の動向や課題を見据えるためにも、これまでの経過とその由来をしっかりと把握しておく必要があることを痛感している。しかし、この問題の由来をさかのぼり、今日までの経過を跡づけることは容易なことではなく、すでに遠のいてしまった関心を呼び起こすことにも限界がある。そこで本書では、最も記憶に新しい最近の問題状況をまず明らかにした上で、その前提となった理由や経過について過去にさかのぼって行き、問題の淵源に迫っていくという叙述法をとることにした。その方が、問題のありかを探究していくのに適しているのではないかと考えたからである。

そこで、以下本書では、まず第一章において、一番新しい当面の問題として、「臓器移植法」施行後三年を迎えた二〇〇〇年一〇月を念頭において論じられている臓器移植法の、いわゆる三年後の「見直し」問題を扱うことにする。というのも臓器移植法の附則第二条では、「この法律の施行後三年を目途として、この法律の施行の状況を勘案し、その全般について検討が加えられ、その結果に基づいて必要な措置が講ぜられるべきものとする」と定めているからである。そこで、この三年後の見直しをめぐってどんな論議が行われているかを整理し、検討を加えてみたい。

次に、第二章では、臓器移植法に基づいて、これまで現に行われた脳死移植の実例について、その経過と特色を概観する。高知赤十字病院の第一例から、日本医科大学病院の第一三例までの実例について、どんな点が問題になったのかを整理し、検討を加える。

さらに第三章では、これらの脳死移植を可能にした「臓器移植法」について、立法の成立をめぐる経緯と、この法律の規定の特色を概観する。立案と制定をめぐっては、かなり長い論争の経過があり、紆余曲折を経てようやく最終的な結論に至ったという特別ないきさつがある。その理由と、そこでどのような問題が論じられたのかという点を、あらためて整理しておく必要がある。

そして、最後に第四章では、臓器移植の立法と実施に際して、常に最初から最後までつきまとって離れなかった前提問題「脳死を人の死としてよいか」という論争問題を扱う。これが実は、最初の出発点だったのであるが、その問題性がその後の臓器移植立法や脳死移植の実施に際して、なお決定的な影響を与え続けていることを再確認する必要がある。そこでは、脳死をめぐる論議がなぜ起こったのか、論議が分かれたのはなぜか、どこにその分かれる根拠と理由があったのか、その結論の相違がどのような効果を生み出すのかといった点を、今一度整理し、検討を加えておく必要がある。

本書の叙述は、以上のような順序で行うが、実際に生起した事象はその逆であって、脳死論議から出発して、臓器移植立法に、そして脳死移植の実施に、さらに三年後の見直しという形で、事態は動いていることを最終的に確認して、本書を締めくくることにしたい。そして、その中で、日本の臓器移植法が、諸外国の立法やその運用と異なる理由とその特色を明らかにすることが、本書のもう一つの課題である。

日本の臓器移植法は、単に欧米のみならず、アジアでも類を見ないような「特色」を持つ異例の立法であるといわれることが多い。それは、とくに脳死段階での臓器提供が「本人の意思表示」のあった場合に限定されている点にあらわれている。これを諸外国なみに「遺族（家族）の意思表示」で足りるように見直すべきであるという提案も現になされている。しかし、問題はそれほど単純ではない。一方では、なぜそのような相違が生じたのかという点を明らかにし、他方では、定着しているはずの欧米諸国の臓器移植にも果たして問題はないのか、という観点からの視野の広い分析が必要ではないかと思われるからである。

なお、読者とともに、本書の内容を考えながら書き進めていくために、あらかじめいくつかの問題点を次に揚げるように質問形式で提起しておき、これに対応するような内容の解説を本文で展開した後で、最後の「あとがき」のところで、これらの質問に対する一定の解答を用意するという形で、全体をまとめることにしたい。

一　一九九七年にようやく出来た「臓器移植法」について、なぜ施行三年後の「見直し」が問題になるのか。また、どの点が見直しの対象となるのか。

二　脳死移植の実施例は、今までどのくらいあったのか。そこには、どのような問題があったのか。その結果を検証する必要はどこにあるのか。
三　日本の臓器移植法は、どのような経緯で出来たのか。その特色はどこにあるのか、またその特色は何に由来するのか。
四　脳死と臓器移植とは、どのようか関係にあるのか。いまなぜ問題になるのか。
五　脳死とは何か。その定義と判定基準にはどのような問題が含まれているのか。
六　医学的な死と、社会的・法的な死とは、どこが違うのか。両者は、どのような関係にあるのか。
七　脳死を人の死とすることの「社会的合意」は成立しているのか。社会的合意がなぜ必要なのか。
八　脳死を人の死と認めるかどうかを、個人の選択に任せることはできないものであろうか。そうした場合には、どんな問題が出てくるのか。
九　脳死を人の死とする脳死説と、伝統的な三徴候説（脈拍・呼吸の停止と瞳孔の散大）とで、臓器移植の要件に相違が出てくるのか。
一〇　脳死・臓器移植問題は、今後どのように動いて行くのであろうか。

第一章　施行三年後の「見直し」問題

わが国の「臓器移植法」は、紆余曲折の末に、一九九七年六月一七日に、衆参両院で可決・成立し、附帯決議による一カ月の猶予期間を経て、同年一〇月一六日から施行された。それまでにも、「角膜及び腎臓の移植に関する法律」（一九七九年）があったが、それは心臓死体からの角膜と腎臓の移植を定めたものであり、脳死段階のドナーからの臓器移植（心臓、肝臓、肺臓を含む）を認めた新法の成立によって、廃止・統合された。

この新法は、わが国で、脳死段階のドナーからの臓器移植をはじめて認めた法律として画期的なものであり、現にその後、約三年の間に、一三件の臓器移植（実施）例を数えるに至っている。その実施例と評価については、後にあらためて整理し検討を加えるが、ここではまず、施行後三年の段階で現実に浮上している新法の「見直し」問題に焦点をあてて、今何が問題とされているかという点に触れておくことにする。

問題の発端は、この法律が成立過程において紆余曲折の末に、いわばぎりぎりの妥協の産物として辛うじて成立したものであったという事情に由来する。上述したように、本法の附則第二条には、施行後三年を目途として、全般的な検討を加え、必要な措置が講じられるべきであると定められている。なぜならば、本法が全く新しい法律であり、施行のための条件整備とともに、施行後の状況を勘案して、事後的な検討を加えることが条件とされていたからである。成立当初から事後の再検討を予定するという異例の立法であったということができる。しかも、最初は、五年後とされていたものが、最終的に三年後に短縮されたといういきさつもあった。

ところで、本法の成立当時、一般に予測されていた最大の問題は、臓器提供の要件として、提供者本人の意思表示カード（ドナーカード）が必要とされていたために、せっかく法律が出来ても、実際にはドナーがほとんど出ないのではないかという点であった。そして、現に本法施行後一年以上を経ても、実施例は一件もなかった。もし仮に、三年を経ても実施例が一件も出ないということにでもなれば、立法の効果という点からも抜本的な「見直し」が必要となり、臓器提供の要件の緩和が正面から問題となることは不可避であったといってよいであろう。

しかし、実際には、施行後一年半に近い一九九九年二月になって、第一例目の脳死移植が実施され、以後同年六月までに計四例が相次いで実施され、その後しばらく中断していたが、二〇〇〇年三月に第五例目が実施され、以後一一月までに計一〇例を数え、二〇〇一年に入って三例が実施されるに至っている。

問題は、施行後三年を迎えた二〇〇〇年一〇月の段階で、この実情をどのように評価すべきかという点にかかっている。ただしそこには、施行状況の全般的な検討に際して、二つの側面ないしアプローチがあることに注意しなければならない。第一は、脳死移植をさらに推進するという観点から、現行法の制度上の不備を改正するという立場からのものである。その主たる目標は、臓器提供要件を緩和することによって、実施事例の恒常的な増加を保障することと、とくに一五歳未満の者からの臓器提供の可能性を開くことに集約される。このことが「見直し」問題の一つの焦点として論議されているのである。一方、第二のアプローチは、これまでの実施例に対しての批判的な検討を通じて、脳死移植の実施過程で生じる問題を、より具体的に検討しようとするものである。そこでは、とくに移植医療の特色を踏まえた透明性と公正性をいかに確保すべきかという点が中心的な課題となる。

この二つの問題は、相互に関連したものであるが、本章では便宜上、第一の点を中心にした「見直し」問題を扱い、第二章で改めて第二のアプローチである実施例の検討を行うことにしたい。

このいわゆる「見直し」問題には、さらに関連する二つの問題がある。一つは、現行法の臓器提供要件である「本人の書面による意思表示」の原則を修正すべきかどうかという点である。今一つは、より具体的に、現行法では認められていない一五歳未満の者（ガイドライン第1）からの臓器提供の可能性を開くべきか否かという点である。以下、この二つの点についての論議を紹介し、検討を加えることにする。

一 「本人の書面による意思表示」の原則をめぐる問題

臓器提供要件をめぐる問題は、わが国の臓器移植法が立法化される際に、最大の論争点の一つであったが、結論的には、提供者本人が臓器を移植術に使用されるために提供する意思を書面により表示している場合であって、その旨の告知を受けた遺族がその臓器の摘出を拒まないとき、または遺族がいないときに、臓器を摘出することができると規定した（法六条一項）。つまり、「本人の書面による意思表示」を必須の条件とする「狭い同意方式」を明確に要求するものであった。この規定を受けて、本法の附則二条二項は、政府がドナーカード（意思表示カード）の普及のために必要な措置を講じるよう定めているのである。

このような「狭い同意方式」をとれば、ドナーカードが普及していない現状からして、臓器提供者が容易にあらわれず、せっかく法律を作っても、臓器移植がすぐにはほとんど期待し難いであろうことが十分に予測された。しかしながらなぜ本法がこのような方式を選択したのかという点については、後に立法過程をフォローする際に、詳しく分析するとして、ここでは、この方式を採用することで法案の成立が容易になるという政策的な側面をもった「修正案」として提案されたという点と、本人の臓器提供の意思を最大限に尊重することが臓器移植の精神にも合致するという理念的な側面にも沿うものであったことを指摘しておきたい。

しかし、もし本人の積極的な意思表示のある場合（本人があらかじめドナーカードに記入して携帯している場合）に限るとすれば、「狭い同意方式」と「ドナーカードの低い普及率」からして、実際に臓器提供が実現する可能性はきわめて低く、最初から「臓器の不足」が予測されるという問題をかかえていた。したがって、この「狭い同意方式」の再検討が、三年後の「見直し」の際に真先に問題になるであろうことは、すでに立法当時から指摘されているところであった。

そして、現に、施行後三年の見直し時期に向けて、この「狭い同意方式」を緩和して、本人の明示的な意思表示カードが存在しなくても、少なくとも本人が反対の意思表示を示していなければ、むしろ遺族の意思によって臓器提供を認める方向に本法を改正すべきであるという「広い同意方式」が、具体的な形で提案されるようになった。

脳死移植を先進国なみに拡大し推進しようとする移植医療関係者のグループ、および脳死移植によって直接に利益を受ける患者（レシピエント）団体のグループが、このような方向による法の改正に賛成であることは、すでに周知の事実であるが、その主張には必ずしも理論化された説得力がなく、したがって世論に訴えるだけの切実なインパクトをもつには至っていないのが現状である。

しかし、この点で注目されるのは、このような主張を代弁し、理論化し、立法提案にまで具体化した学者グループがあらわれたことである。彼らの主張は、研究代表者の名を冠して、通常「町野研究班の報告書」と呼ばれており、以下、その内容と提案の趣旨を要約しておくことにする。

彼らの主張は、脳死移植の第一例目となった高知赤十字病院での移植を検証した「生命のゆくえ――検証・脳死移植」と題する高知新聞社会部取材班の報告書（一九九九年七月一五日のインターネット記事）の中で、「衝撃の町野班報告」として紹介されたものである。その性格と内容は、以下のようなものであった。

この報告書は、平成一〇年度の厚生省の科学研究補助金を受けた共同研究の一つで、研究課題は、「臓器移植の法的事項に関する研究――現行法の三年目の見直しに向けての提言」となっているので、まさに上述した現在の状況下における問題提起であることは明白である。しかも、「研究要旨」も、現行法の規定する本人と遺族（家族）の脳死判定同意権と臓器摘出同意権について考察し、「三年後の見直し」における法改正の方向を見極めようとしたもので、その焦点も上述した問題提起と完全に一致するものである。

A　研究の目的　　現行法六条は、本当は脳死を人の死として認めたわけではなく、移植のために必要な範囲で脳死を死とすることにしただけであり、脳死はいわば「死の二級市民」であるかのようである。その結果、脳死移植の範囲が極めて狭くなり、「臓器移植禁止法」であるといわれる。とくに一五歳未満の者からの摘出は絶対に不可能になる。したがって、三年後の見直しの機会にこれを改正することの妥当性とその内容を検討する。

B　研究方法　移植医、患者団体、厚生省などから意見を聴取するとともに、外国法、とくに近時成立したドイツと韓国の臓器移植法を参照した。

C　研究と考察I（臓器提供における当事者の意思）

①　年少者からの臓器の摘出　現行法では、一五歳未満の年少者からの摘出が事実上不可能であるので、年少者の場合には、親権者がその意思を代行できる旨の特則を設ける案が考えられるが、親の代諾を認める理論的・思想的な根拠が薄弱であり、便宜主義的な方法にとどまる。

②　死者の自己決定権　むしろ外国のように、大人も含めて、死者の意思表示がなくても、遺族の承諾で足りるとする方法が考えられるが、その際、なぜ本人の意思表示が不要なのかの理由が問題となる。

第一は、死者の意思表示が書面でなくてもよいとする緩和方法であるが、これでも幼児の場合には不可能であり、第二に、「本人の推定的意思」を基準とするという方法をとっても、幼児の場合には適用困難であり、擬制に陥る。そこで、第三として、人間はその意思を表示していなくても、反対意思を表示していない以上、臓器の摘出が本人の自己決定に沿うという考え方があり得る。問題は、生前の本人の同意意思の表示が存在しないときにも、死後にその臓器を摘出することが彼の自己決定権を無視することにならないといえるかという点にあるが、現に死後の腎臓や角膜については本人の意思表示を要件としていないのであるから、脳死体であっても、死者の自己決定権を侵害することにはならないであろう。

③　遺族の権利　現行法は、遺族に臓器提供の拒否権を認めているが、遺族に埋葬権を与えている現在の法の下では、遺族に死者の臓器の処分権を肯定しても不当であるというわけではなく、それは本人の意思決定とは別の遺族の固有権に属するものである。

D　研究と考察II（脳死判定拒否権）　現行法は、移植用の臓器が摘出されることになる者の身体だけが「脳死した者の身体」であるとして、「目的による死の概念の相対化」

を、さらに脳死判定を受ける意思を事前に表示し、家族がそれを了承したときにだけ、脳死判定を行うとして、「意思による死の概念の相対化」を認めているようであるが、それは妥当とはいえない。むしろ、法は、脳死を人の死であることを前提にし、ただ移植用の臓器の摘出のときにだけ、また本人・家族が承諾したときにだけ、脳死判定ができることを認めることにしたに過ぎないと解釈すべきである。そしてそのためには、脳死の概念と脳死の判断とを峻別することが必要である。問題は、臓器移植の場合に限って、脳死判定を本人あるいは遺族の意思にかからせる点にあるが、これを脳死判定に対する拒否権という形で定めても、脳死を特別扱いすることになって妥当とはいえない。

E　結論（立法提案）　そこで、立法提案としては、法六条の「臓器の摘出」要件について、本人が提供の意思を表示し、遺族が拒まないときのほか、本人が意思を表示していない場合でも、遺族が臓器を提供する意思を書面で表示しているときにも「脳死体」からの臓器の摘出を認めるように、改正すべきである。

以上が、いわゆる「町野班の報告書」の趣旨とその内容である。これは、現行法の「狭い同意方式」を前提とした上で、一五歳未満の者についてのみ、親権者の代諾を認めるという提案をも含んでいるが、それは便宜主義的なものであると批判した上で、大人も含めて、遺族の意思表示で足りるとする「広い同意方式」への原則的な変更を、本命の改正案として明確に主張しており、きわめて注目すべきものであった。

しかし、遺族の同意だけでよいとする提言に対しては、批判的な反応が直ちに敏感にあらわれ、むしろそれが批判論に火をつけたかのように、一挙に大きな広がりを見せることになった。それは、町野班の報告書が厚生省の科学研究補助金を受けた研究報告書であり、明確に三年後の見直し案として提起されていたことから、この「見直案」に基づいて実際に本法の見直しが行われるのはないかという憶測を生み、一種の危機感を持って受け止められた結果であったように思われる。以下、この報告書の提言に対する批判的見解の代表的なものをいくつか紹介しておくことにする。

まず最初にあらわれたのは、この報告書に対して最初に反応を示した上記の高知新聞社会部取材班の「生命のゆくえ——検証・脳死移植」と題するインターネット記事（一九九九年七月二四日）である。それは、一九九九年四月に厚生省の研究班の一つ「臓器移植の法的事項に関する研究班」（分担研究者、町野朔・上智大学法学部教授）が、衝撃的な報告書をまとめたという書き出しに始まり、この報告書の内容を紹介するとともに、これに対して根本的な疑問と批判を提起したものである。報告書の内容は、すでに紹介したので、ここでは内容に対する批判的な指摘の部分のみを要約することにする。

(1)　根本的な問題の一つは、現行の脳死判定基準（一九八五年に公表された厚生省研究班の基準であり「竹内基準」とよばれる）が「脳死」を正確に見極められない恐れがあるにもかかわらず、その問題を全く考慮していない点にある。竹内基準では、微弱な脳波や、脳幹など脳の機能の一部が残存していることを見逃す恐れがある。したがって、竹内基準の問題点や不備を指摘している学者や医師の声が十分にくみあげられていない点とともに、町野班の構成もその報告内容も移植賛成側に大きく傾いている点で、同様な経緯を辿ろうとしており、三年後の見直しがこの一方的な見解をベースに進められるのではないかとみる声は多い。

(2)　脳死と心臓死は医学的にどう違い、社会的にどう違うのか、国民の間にどんな意見があるのか、脳死下での臓器移植に賛成する人あるいは反対する人は何を望んでいるのか、といった点を検証しないままに終わっている。さらに根拠を示さずに、最初から「脳死は一律に人の死」という結論を出すのは、賛否両論が渦巻く中で、極めてきわどいバランスの上に成立した臓器移植法のバランスを大きく崩す点において、多くの人に危機感を抱かせている。今こそ深く考えるべき高知赤十字病院の患者についても、一言の言及もない。

(3) 一方で、子供の臓器を摘出する権利が親にあるとして年少者の臓器摘出を可能にする改正案は便宜主義的な対応であるとしつつ、しかし他方では、子供でも大人でも、臓器を提供したくないとの意思表示がなく脳死になった場合は、一律に親や家族に臓器摘出の権利があるとするのは、意思表示のない成人の臓器を摘出する権利がだれにあるのかという問いに対する考察を全く欠いた意味不明の文章であり、これが移植を受ける側、臓器を摘出される側を問わず、最も弱い立場の一つである子供たちの権利の問題に取り組む姿勢といえるのかという疑問がある。

(4) 心臓死した人の腎臓や角膜は、本人の提供意思が表示されていなくても遺族の同意だけで摘出できる点を引き合いに、だから日本の社会は死後の臓器提供に前向きで、脳死下での提供にもポジティブな人だけで成り立っているかのようにいい、提供しないという意思表示がない以上、臓器を提供することが本人の自己決定に沿うとするのは、ゆがんだ論理展開である。患者や家族、同じ社会を生きる者は臓器提供によって何を得、何を失ったのか、尊い命に真摯に向き合う姿勢こそ、厚生省とその研究班には必要ではないか。

以上の指摘は、ちょうど脳死移植の第一例が実施された一九九九年四月の段階で、すでに三年後の見直しを視野に入れて作成された「町野班の報告書」の内容を、正面から批判したマスコミ側、とくに第一例の高知新聞取材班による敏感な対応として、きわめて注目すべきものであった。

私自身も、この高知新聞のインターネット記事を見たことが契機となって、町野研究班の報告書の存在を知り、その内容を再確認する中で、三年後の見直し問題に関心をもつに至った。そして、この問題については、上述のいくつかの問題点として指摘されているのと基本的に同様な疑問を抱くようになった。

しかし、その後の論壇の主張は、一九九九年四月から相次いで行われた脳死移植の実施例と、その過程で生じた問題に関連して、主としてこれらのケースを念頭においた検証の問題に関心が集まった。三年後の見直しを視野に入れて、立法問題を論じるものはいまだ少なく、上述の「町野研究班の報告書」にまで言及して評価を加えるものはほとんどない状況であった。したがって、個々のケースの検証にかかわる問題は後にまとめて検討することにし、以下では、「町野班報告書」以外に三年後の見直し問題に触れたものだけを取り上げることにする。

まず第一に、星野一正氏の主張がある。氏は現行法の成立と施行の段階から、すでにその改正を含む立法問題にも触れていたが、すでに本法の成立した一九九七年七月の段階で、①臓器移植法として「生体」からの移植も包括的に規定すべきであること、②脳死だけを成文化し、その内容を省令に任せるのは問題であること、③二回目の判定で脳死が確認されることは一回目の判定時にすでに死亡していたことの証明であること、④脳死の診断を受けるか否かは患者次第であって、患者が希望すれば臓器移植と関係がなくても医師は脳死の診断をすべき責任があり、これを臓器提供者に限るのは患者の自己決定権の侵害であること、⑤ドナーとなる人には自分のどの臓器を提供したいかを選択し決定する権利があること、⑥脳死段階での献体も認めるべきであること、⑦患者の意思表示がなく、家族が本人の提供意思を忖度し、家族が同意する場合には、脳死の診断をすべきであること、などの点が提言されている。

しかしながら、これらの提言のうち、移植に関係がなくても脳死判定を行うべきであるとの主張は、救急医療の現場における現状に混乱をもたらすおそれがあるほか、とくに問題になるのは、家族による本人の提供意思の忖度を認めることが、本人の「自己決定権」という現行法の原則を崩すおそれがある点などに疑問があることを指摘しておきたい。

第二に、斉藤誠二氏も、かつてからの一貫した脳死説の主張者として、現行の臓器移植法の規定でも、文理上はむずかしいが、脳死は人の死であるという考えで説明できるとした上で、その前提から、本人の意思表示が必要であるとする「狭い同意方式」は、理論的にも政策的にも不合理であって、これを「広い同意方式」に改めるべきであり、そうすれば、一五歳未満の子供の心臓移植も問題なく認められることになる、と繰り返し主張されている。

たしかに、そこには論理的な一貫性が見られるが、その前提となる「脳死説」に対する疑義が全く無視されているほか、本人の意思の尊重という理念や自己決定権との関係にも触れることなく、なぜ「広い同意方式」の結論を導き出すことができるのかという疑問が残るといわざるを得ない。「町野班報告書」との関係も不明である。

第三に、一九九九年二月以降の脳死移植例の実施を契機として、数多くの論文やコメントが公表されているが、個々のケースに関連する問題を除くと、現行法が基本理念とした「自己決定権」の原則とそれを具体化する「狭い同意方式」を再確認し、これを将来も維持すべきであるとする論調が多く見られた。それらは、「臨時脳死及び臓器移植調査会」(脳死臨調)の少数意見派を含む脳死否定論ないし慎重論の側からの論議として、あらためて主張されたものであった(梅原猛・原秀男・光石忠弘・米本昌平)。

その中から、三年後の見直し論に触れたものとして、「家族の意思だけでよいか」という点を正面から問題にした箇所を、取り上げておくことにする。そこでは、臓器移植法の附則二条が三年後の見直しを義務づけており、二〇〇〇年一〇月に見直しが予定されている中で、厚生省（現厚生労働省）の研究班がすでに報告書を出しているようである。それによると、現在では本人の意思がなければできない臓器移植が、家族の意思さえあれば提供できるように改正しようとしているようであるとし、このことは、脳死臨調において多数意見で決定した本人の意思を最優先にするという原則がこの意見によって覆されることになると指摘されている。そして、この点については次のような意見が付加されている。つまり、脳死を人の死と認めず、臓器移植に抵抗のある人がいまだ国民の四割もいるなかで、脳死を人の死と判定し、家族の意思だけで臓器提供ができるようにするのは、国民の世論に反することになるだけでなく、脳死臨調の二年間の大論議や臓器移植法の制定までの過程をすべて否定することになるのではないか。また見直しの研究班による子供からの脳死移植の推進は、臓器移植法の制定後、脳死移植の実例が少なかったことを理由に、法律の規制を緩めようとするものである。家族の意思があればいいという主張には、家族は本人の一番有利な代弁者になり得るという前提にはなるが、必ずしもそうとは限らず、一つ間違えば、近親者ほど残酷になり、また親の虐待によって子供が脳挫傷になって脳死状態になった場合の「代理同意」までも考えておく必要があるというのである。

これは、脳死臨調の少数意見の論者による明確できびしい批判的な主張として注目されたが、そこでは、臓器提供の要件の見直しと緩和の問題が、実は根本的には「脳死を人の死と認めるべきか」という脳死論議と密接に関連するものであったことが明確に意識されていた。その根は、より深いところにあったのである。

第四に、脳死移植第一例の実施を契機とするコメントが多く出ているが、その中でも、本人の意思表示を要件とする現行法が「自己決定権」の原則に立脚している点を評価し、これを維持すべきであるとの論調が目立って存在する。たとえば、現行法は、「百年戦争」の結果としてドナーが非常に生まれにくい条件を加えたため、移植医の嘆きもわかるが、問題を一人ひとりの意思表示にゆだねるという意味では決して悪い法律ではないとしている（後藤正治）。さらに、大陸ヨーロッパでは、生前に拒絶の意思表示をしていない限り、一方的に臓器移植の意思ありとみなす、あるいは家族の承諾だけでOKという制度が一般的になりつつあって、自己決定原則が崩れてきている。欧米では臓器確保のために要件がどんどん「無原則になっている」と評すべきところを、日本のメディアは「進んでいる」

と書き、日本も早く「欧米並み」になるべきだという論調は問題であるとした上で、わが国の場合には非常に日本的な「家族決定」になる危険があるという指摘もなされている（山伏哲雄＝宮崎哲也）。

そして、見直しの年に当たる二〇〇〇年一〇月になっても、この問題は顕在化しないいままに推移したが、この年の七月段階で、当の町野朔氏（刑法）と、森岡正博氏（生命学）との間で、「家族の同意だけで脳死移植を認めるべきか」という本命の主題を巡る論争が新聞紙上で闘わされるという興味ある経緯があった（朝日新聞二〇〇〇年七月五日）。

その結論を比較すれば次のようになる。町野氏が、「本人の書面による承諾を必要とする現行法を修正して、本人が反対の意思を表示していないときは、遺族の書面による承諾によって、臓器の提供を受けられる」とすべきであるとするのに対して、森岡氏が、「脳死の人からの臓器移植は、本人の尊い提供の意思を生かすために許可されたはずである。臓器不足だから、本人の意思が不明な場合でも摘出して使ってよいという方向への改正は、臓器移植の精神に反する」というもので、結局、両者の主張は最後まで並行線を辿った。

ここでは、子供の移植についての論争点は後述することにし、それぞれの論拠と結論の分かれる理由について触れておきたい。

まず、町野説は、本人の意思が不明なときに遺族や親権者に「代諾」を認めるという単純なものではないことに注意する必要がある。それを認めると、本人の意思の最大限の尊重という脳死臨調以来の理念に矛盾することになるからである。したがって、「自己決定権」を正面から否定することはせず、むしろ人間は何も言っていなくても、臓器提供を「自己決定」している存在であるという論理を持ち出すところに特色がある。一方、森岡説はこれを批判し、本人が意思表示をしていないときはノーと見るべきで、これをイエスとして扱うのは自己決定権の侵害になり許されないとするのである。

この点に関する限り、町野説は論理的には一貫しているとしても、結果的には、現に臓器提供の意思を持たない人々の潜在的な自己決定を推定し、臓器提供を自己決定しているとと擬制することになりかねないので、たとえそのようなルール（反対意思表示方式）をとっている国があるとしても、少なくともわが国では説得力を持たないであろう。町野研究班以外からは目立った賛成論があらわれていないのが現状である。この点では、むしろ、本人の意思を遺族が「忖度」して同意するという方式（かつての各党協議会案の指針）の方が無難であるが、それだと子供の臓器提供を説明し難いという事情が、町野説へと導いたのではないかと思われる。

その後、町野説の後続的な展開がほとんど見られない中で、二〇〇〇年一〇月の見直しの時期に合わせて、「本人の意思表示」の原則を堅持し、提供要件の緩和に反対する論調があらわれた。一つは、上記の森岡説であって、氏は結論的に、本人の提供意思を生かすという思想を立法化した日本の臓器移植法こそ、「脳死を経て死にゆく者の人間の尊厳」を世界でもっとも手厚く保障した先進的な立法であり、子供の場合を含めてこの原則を堅持すべきだとするのである。今一つは、棚島二郎氏の主張であって、氏は、提供条件を緩和する主張は、現行法がぎりぎりの妥協の上に成立した経緯を白紙にして抵抗のあった議論を蒸し返すことになり、世論調査の結果などから見ても、移植法の提供条件を見直す必要がないことは明らかだとする。棚島氏の論文には、むしろ見直しの真の論点は別にあるとして、生体からの臓器移植、臓器以外の組織の利用、研究目的の人体利用についての立法提案がなされているが、これらの点については、後述する（四六頁）。

私見も、この提供要件の見直しについては、結論的に、現行の「本人の意思表示」原則（狭い同意方式）を維持すべきであるとの主張に全面的に賛成する。それは、自己決定原則が臓器移植の本来の理念に合致するものであり、今これを「家族の意思表示」（広い同意方式）に変えることは、かつての立法過程を蒸し返し、再び深刻な脳死論議を再燃させることになることは必定であると考えるからである。

二　子供のドナーからの臓器移植について

三年後の見直しに際して、今一つ重要で現実的な論点となっているのは、一五歳未満の年少者のドナーからの移植の可能性についてである。大人の場合には、意思表示カードがあれば（その確率が低いとはいえ）、脳死判定と臓器移植の可能性があり、現に一三例ほどの実施例を見たが、一五歳未満の子供については、意思表示が無効とされるので（ガイドライン第1)、臓器提供の可能性が全く否定されてしまうという問題があった。

このことは、肝臓については、「生体部分肝移植」によって部分的に代替可能であるとしても、子供の心臓移植の道を全く塞いでしまうという意味で、立法当時から、とくに患者団体からの関心と要望が強く集中していた。また、「臓器提供同意要件」全体の緩和には慎重なマスコミの論調も、子供の心臓移植のための海外渡航という現象が立法後も継続することに対しては、何らかの改善策を求めるという方向に傾いていたので、これが三年後の見直し論議に反映されることは、自然の成り行きであったということができる。

そして、このような可能性を視野に入れた準備作業として、六歳未満の子供の脳死判定の基準作りが、厚生省の研究班(竹内一夫班長)によって行われ、観察時間を六時間ではなく二四時間にするという新しい基準も公表された(一九九九年一〇月)。しかし、大人の脳死判定基準も「竹内基準」であって、これに対してはすでに多くの疑問や批判が提起され、移植の実施の過程でも問題が生じていたことから、小児の脳死判定とその基準には、より複雑な問題が含まれていることが忘れられてはならない。

なお、ここで、最近の世論調査の結果に触れておくと、総理府が二〇〇〇年五月に実施した調査によれば、臓器提供の要件については、「本人の意思表示と家族の承諾」の双方を必要とする回答が六九・九％にのぼるのに対して、「本人の承諾のみ」が二〇・六％、そして「家族の承諾のみ」がわずか二・一％という回答になっているので、上述した「同意要件」一般については、現行法の原則を支持する者が圧倒的に多いことがわかる。しかし、現行法では不可能な一五歳未満の子供のドナーからの臓器提供という問題になると、「移植ができるようにすべきだ」が六七・九％で、「できないのはやむを得ない」の二一・一％を大きく上回っているのが注目される（朝日新聞二〇〇〇年八月二七日）。したがって、この問題に対しては、より慎重な対応が要請されることになる。

これについては、以下のようないくつかのアプローチが考えられるので、それぞれについての特色を比較検討することが必要である。

(1)　大人も子供も共に「遺族の意思」で統一する方法

上述した「町野研究班」は、さらに平成一一年（一九九九）度の厚生省の研究補助による共同研究の一つ（臓器移植の法的事項に関する研究（1）－特に「小児臓器移植」に向けての法改正のあり方）において、この問題を検討した結果、現行法の枠組みを維持した上で、小児からの臓器提供に限って、親権者の代諾を認めるという「特則」を設けるという案は理論的・思想的な根拠を欠いた「便宜主義的」な改正であると批判した後、むしろ大人と同様に本人の提供意思が表示されていなくても遺族の意思表示で足りるという方向で統一する方式を提案している。ただし、ドナーが未成年である場合には、書面で承諾する遺族は、その者の親権者であった者とするという留保を加えている点で、成人との相違が見られる。

この提案は、一九九四年段階で最初に国会に提出された「各党協議会案」の路線にまで戻ることを意味するが、そのことによって、現行法では不可能な小児からの臓器提供をも可能にするという効果を確保しようとするものであった。

しかし、この方法には、大人の臓器提供要件である「本人の意思表示」の原則自体を放棄してしまうという点で、現行法の原則に対する大修正が予定されている。そしてこの前提的な問題について上述したような疑問と批判が集中していることを忘れてはならない。その背後には、脳死を一律に人の死と認める脳死説の承認があり、そこから心臓死体については遺族の意思で足りるとしていた旧角腎法（「角膜と腎臓の移植に関する法律」一九五八年）の原則を脳死体にも及ぼそうとする発想が生じたものと思われる。

なお、この方法は、臓器の提供が人間の自己決定に沿うという「論理」の適用として一貫しているように見えるが、大人が反対の意思表示の可能性を持つのに対して、子供にはその可能性が全く存在しなくなるわけで、無条件に親権者の意思で臓器を摘出されてしまうという点で、相違と矛盾を消し去ることはできない。

(2)　現行法の枠内で、子供についての「特則」を設ける方法

これは、大人については、現行法の定める「本人の意思表示」の原則を維持しながら、現行法では不可能な一五歳未満の年少者からの臓器提供については、本人の意思表示がなくても、一定の要件の下にこれを認めることができるような「特則」を設けようとする方法である。

この方法に関しては、独自に提案されたものは見当たらないが、上述した「町野研究班」の報告書の中に、すでに一つの選択肢として指摘されていたものがある。それは、小児の親権者が小児の生前に、または小児の脳死後に、書面で小児の臓器提供の意思表示をするという趣旨のもので、ここでは明確に、小児自身の意思表示に代わって、親権者が承諾するという「代諾」の原則が支配している。報告書が、それを「便宜主義」的な改正案

であるというのは、大人には「本人の意思表示」原則を適用しながら、小児に限って「遺族の意思表示」で足りるとするのは、論理的・思想的に是認できない矛盾があるからだというのである。

たしかに、なぜ子供の場合についてだけ、親の代諾でよいのかというのは、理論的に説明困難である。通常の医療についてであれば、子供や無意識の患者についても代諾の可能性が認められているが、それは患者の利益が推定される状況があるからであって、この論理を患者に対する医療とはいえない臓器摘出に適用することはできない。そのような結論を、レシピエント救済に必要だというだけで認めることは困難である。

しかし他方で、大人の場合には有効な「意思表示」(自己決定権の行使)の可能性があるのに対して、子供にはその可能性がないという自然的な相違があることも明らかであるから、その相違に対応して、その欠落を補充するために「親権者の意思表示」に代えるという論理も、全く不可能とまで言い切れるかという問題が残されている。

この方法をめぐっては、以下の二つの点を指摘しておく必要があろう。

第一は、世論の動向である。上述した総理府の世論調査(一九九九年五月)によれば、現行法の「本人の意思表示と家族の承諾」の双方を必要とする回答が六九・九％に達し、「家族の承諾のみ」がわずか二％に過ぎないという顕著な対照を示したのに対して、現行法では不可能な一五歳未満の子供の脳死者からの臓器提供については、「移植ができるようにすべきだ」が六七・九％で、「できないのはやむを得ない」の二一・一％を大きく上回っていたというものである。この結果を見れば、わが国の世論は、「本人の意思表示」という一般原則は維持しつつも、意思表示のできない子供についても提供を認めるようにすべきだと考えている人が多いということになるであろう。この両者を満足させるためには、この便宜主義といわれる方法をとるしかないのである。

第二は、外国の立法の中で、結果的に否決されたとはいえ、ドイツの「同盟九〇・緑の党」が提案した臓器移植法案が、日本法のように「本人の意思表示」の原則を採用したものであったにもかかわらず、この法案自体の中に、一六歳未満の子供からの臓器提供については、親権者の代諾によるという「特則」が挿入されていたという事実である（草案三条一項）。これは、そのような解決が理論的な矛盾をかかえた便宜主義的な方法であると言われていただけに、特別の注目に値する事実であるが、しかし、残念ながら、この草案の理由書の中にも、なぜこのような解決方法を採用したのか、そこには論理的・思想的な矛盾はないのかといった疑問に答える記述は全く存在していない。

以上のように、このような解決方法は、その理論的・思想的な根拠という点では問題をかかえながらも、一般的な常識と現実的な政策的観点からは、むしろ承認されやすいという側面を持っていることに留意する必要がある。そして、心臓移植の必要性は、むしろ小児の場合において現実的な問題になることが多いことも事実である。

しかし、このような解決方法を積極的に提唱し、根拠づける試みは少ない。自己決定が不可能な場合には親権者などの代理意思決定者が代行することは国際的常識であるのに、これを許さないのは怠慢である（星野一正）、一五歳未満の者が脳死状態になった旨、医師から親権者に告知された時点で、親権者に決定権が生じ、書面による意思表示をする（塚田敬義）といった主張はあるが、その根拠（代諾権）の論証はなされていない。

その理論的構成としては、脳死移植による子供の救済の問題が、自己決定権と対等もしくはそれを凌駕する原則による理由づけを必要とするとした上で、それは社会連帯の原理、博愛・他愛の精神による実体的なバランス論と、医療倫理委員会への申請などの厳正な手続論、さらには優越的利益の原則や緊急避難の法理などを総合することにより、自己決定能力のある場合の構成要件阻却論とは異なって、違法阻却論によってその可能性の道を開くべきであるという主張が注目される（石原明）。しかし、これらの理論的な試みによっても、必ずしも子供の利益にならない臓器提供を、なぜ親が代行し得るのかという根本的な疑問をクリアすることはできないように思われる。したがって、「臓器提供」の自己決定権論を前提とする限り、子供についてのみ親の代諾権を認めることは、やむを得ない例外の許容という政策論の域を越えることはできないであろう。

ただし、このような解決策が、一般の感覚に沿った制度を作るのが望ましいという考え方に支えられて（丸山英二）、政策論として採用され得る場合のことも考慮して、実際の適用に当たって生じる問題点を検討し、とくに濫用の防止を念頭において、より詳細な条件や基準を示すことも課題とすべきであろう。

(3) 小児の年齢の引き下げによる解決

これは、自己決定権の原則を、理論的にも政策論的にも堅持した上で、むしろ一五歳という年齢基準を再検討し、その引き下げの可能性を考慮することで、結果として臓器提供者の幅の拡大を年齢の面から図ろうとするものである。

この方向での解決を提唱する典型的な見解として、上記の森岡氏の提案が注目に値する。それによれば、意味のある意思表示をなし得る年齢の子供が、親権者とよく話し合った上で、子供用のドナーカードにみずからサインし、さらに親権者がその子供に意思表示能力のあることを裏書きし承諾するサインをしていたときにのみ、脳死の子供からの臓器摘出が可能になるとする。そして、意味のある意思表示をなし得る年齢とは、暫定的に、六歳以上一五歳未満の子供であるというのである。ただし、年齢の下限は、八〜一〇歳まで引き上げた方がよいかもしれないという留保がついていることに注意しなければならない。

現行法の下での「ガイドライン」は、「書面による意思表示ができる年齢等に関する事項」として、臓器提供に係る意思表示の有効性については、年齢等により画一的に判断することは難しいとしつつ、民法上の遺言可能年齢等を参考にし、法の運用に当たっては、一五歳以上の者の意思表示を有効として取り扱うものとしている。

そして、この点については、財産の遺贈と死体臓器の提供とをパラレルに捉えられるかという問題のほか、一般の医療行為の重大なものについては、一六〜一八歳以上の理解力・判断力が必要とされることが多いこと、献血については一六歳以上の者が対象とされていること、かつての死体腎移植の提供者登録受付の実務においても一六歳が下限とされていたことなどに比べると、一五歳という年齢はやや低いという感じが否めないという説明がなされていた（丸山英二）。

しかし、その丸山氏も、最近では、一二歳以上の者について臓器提供の意思表示を認めるという考え方を示されているので、年齢の下限の引下げ幅については、なお論議を呼ぶ可能性が残されている。しかし、その後の展開は見られないままにとどまっている。私見としては、オランダの安楽死法の下でも、一二歳以上の者に意思表示の権利が認められていることを考慮して、一応一二歳という案を考えている。

以上が、一五歳未満のドナーをめぐる論議と解決方法に関する提案の概要である。たしかに子供の臓器移植に対するレシピエントの親の願望の切実さも十分に理解できるが、第一案のように「本人の意思表示」の原則を放棄し、親の承諾があれば子供からの移植が自動的に可能になるとするのは、子供を含む人間の尊厳の尊重という理念に反することになる（森岡）。また、子供についてだけ、親に代諾権を認めるという第二案は、一般の感覚に沿ったものといえるが、その理論的根拠が乏しいだけでなく、「親の虐待で子供が脳死になった例が少なからず報告されている」（毎日新聞二〇〇〇年五月二五日）という現状の下では疑問が大きいといわざるを得ない。したがって、一五歳の年齢の下限を若干引き下げるという第三案での解決が妥当というべきであろう。

最後に残るのは、これまでに留保しておいた、それ以外の「見直しの論点」についてである。これは、とくに上記の likely勝島二郎氏の提案にかかるものであって、現行臓器移植法の根本的欠陥として、①生きている提供者を保護する規定がない（生体からの移植）、②主要臓器以外の人体組織の利用に対して規定がない、③研究目的による人体利用に対して規定がない、という点をあげ、これらの論点を検討し、移植法に規定せよというものである。

もっとも、①と②の提案は、三七頁で触れた平成一一年度総括・分担研究報告書の分担研究報告「臓器移植の法的事項に関する研究（1）」（分担研究者・町野朔）の中でも、検討を要する点としてかかげられていた。しかし、これまでまとまった論議も検討もなされてこなかったことは事実である。したがって、勝島氏の最近の指摘は、十分なインパクトのある重要な指摘であるといえよう。

ただし、①の生体からの移植については、ドナーの危険について十分な説明がなされた上での承諾があれば、その危険が大きくない限り許されるという法解釈の下に、従来から「生体腎臓移植」が行われており、実務上の不都合もそれほど強く意識されてこなかったように思われる。しかし、「生体部分肝移植」も広く行われるようになった現状の下では、未成年者や同意能力のない者からの臓器提供について生じる微妙な問題を含めて、倫理的要件と医学的要件を何らかの形で法定化する必要性が高いというべきであろう。

②の人体組織の利用については、新しい問題であるだけに、問題はより複雑であり、深刻である。現行の移植法は、摘出できる「臓器」として、心臓、肺、肝臓、腎臓のほか、膵臓、小腸、眼球をあげているが、実際にはそれ以上に、血管、神経、骨、関節、皮膚、軟骨、筋膜、心膜、脳硬膜などの人体組織の摘出と移植が、臓器移植に関連して広く行われているのが現状である。厚生省の作成した「ガイドライン」によれば、組織の移植については、通常本人または遺族の承諾を得た上で医療上の行為として行われ、医療的見地、社会的見地から相当と認められる場合には許容されるものであるとし、遺族等に対して十

分な説明を行った上で、書面による承諾を得ることが運用上適切であるとしている（第一一「その他の事項」六）。

しかし、櫛島氏はこのガイドラインの条項を疑問とし、人体組織の提供も、臓器と同じく移植法の対象にし、本人の同意に基づいて行われるようにすべきであるとした上で、臓器と同様に、同意・無償・匿名といった倫理原則を定め、摘出・移植実施施設を国の登録制か許可制にして、安全衛生管理を義務づけるなどの規定を、移植法に盛り込むべきだとするのである。

これらの主張のうち、「商品化」の危険を防ぐという対策については異論がなく、その必要性を強調すべきであると考えられるが、前者の「本人の同意要件」については、心臓死後の摘出について、現行法が暫定的にしても、腎臓と眼球については遺族の同意で足りるとしていること、さらに死体解剖保存法などとの整合性からも、遺族の同意で足りるとしているのを改めて「本人の同意要件」が必要であるとするのは困難ではないかと思われる（丸山英二）。しかし、少なくとも、脳死移植に際して組織の摘出が行われるような場合には、同時に組織についてもドナーカードの意思表示の対象に含める方向を推進すべきであろう。

最後に③の研究目的による人体組織の利用についても、移植法では規制されていない。したがって、人の臓器・組織は、細胞から遺伝子に至るまで広範に医学研究の材料にされているという現状を放置してよいかという問題提起は重要である。この問題について厚生省は、人の組織を用いた研究開発のあり方を検討する専門委員会を設け、その報告書では、インフォームド・コンセントとともに施設内倫理委員会の審査を義務づけるなどのルールを提言しているが、棚島氏は、これを法律でなく行政指導で行うのは疑問であるとして、移植法自体に含めて規制すべきだとするのである。

しかし、日本の立法者は、脳死移植の可能性を開くという方向には熱心であったし、見直しに関しても、狭い要件を緩和する方向に流れる可能性があるのに対して、ここで提案されているような、積み残されていた問題、あるいは新しく生じる可能性のある問題への慎重なフォローの姿勢には欠けるところがあり、その間隙を、厚生省の行政指導でまかなうという体質がこの分野にも浸透しているといわざるを得ない。

こうして、結果的には、移植法施行三年後の「見直し」は、二〇〇〇年末をこえて、方向性の定まらないままに先送りされる可能性が高いように思われる。二〇〇一年三月現在でも、具体的な動きは報じられていないのが現状である。

〈第一章の文献〉

星野一正「臓器移植法の問題点――法改正への提言」時の法令、一五四九号、六〇頁
同「第一回移植経過をふまえ、臓器移植法施行三年後の見直しのための提言」時の法令、一五九〇号、六九頁
同「初回の反省から法改正への提言」新医療、一九九九年六月号、三四頁
斉藤誠二・脳死・臓器移植の論議の展開、二〇〇〇年、二四三頁
梅原猛＝原秀男＝光石忠弘＝米本昌平「輝ける少数意見！それでも脳死は人の死と違う」諸君、一九九九年七月号、一八三頁
後藤正治「脳死移植――遅すぎた第一歩」中央公論、一九九九年五月号、九八頁
山伏哲雄＝宮崎哲也「脳死論議の大きな欠落」論座、一九九九年五月号、八三、八八頁
森岡正博「臓器移植法・「本人の意志表示」原則は堅持せよ」世界二〇〇〇年一〇月号、一二九頁、一三五頁
楾島二郎「臓器移植法見直し――真の論点」世界二〇〇〇年一一月号、一三〇頁

塚田敬義「一五歳未満の者からの臓器提供を可能にする件について」今日の移植、一三巻二号、一二〇頁
石原　明「死の概念——新臓器移植法擁護論」刑法雑誌三八巻二号、八六頁
丸山英二「臓器移植法の諸問題——法的観点からの問題提起」第一三回日本脳死・脳蘇生研究会誌、二〇〇〇年、五九頁
同　「臓器の範囲、臓器摘出の要件」中山＝福間編・臓器移植ハンドブック、一九九八年、五五—五六、五九、六八頁

第二章　臓器移植例の検討

本章では、一九九九年二月の高知赤十字病院での第一例から、二〇〇一年二月の日本医科大学病院での第一三例に至るまでの、わが国の「脳死下の臓器摘出事例」の概要をフォローし、その過程で論じられた問題点を整理し、若干の検討を加えてみたいと思う。そこには、いまだ未解決の多くの問題が山積しており、今後の教訓になるものが多く含まれていると思われるからである。

最初にも指摘したように、高知の第一例については、新しい臓器移植法の下での最初の実施例であったこともあって、マスコミの報道が過熱化し、大きな社会問題として注目を集めたが、最近の二、三例については、目立った報道はほとんどなされず、その落差は予想外に大きいように見える。なぜそうなったのか、という点をも含めて、これまでの経過を冷静にフォローしておくことが、今こそ必要であるといえよう。

私は、本書を執筆するに当たって、第一例以来のマスコミ関係の記事や、そのときどきの厚生省や医療機関の対応、マニュアルをはじめとする法整備、第三者検証機関の設置、およびそれらの動きに対する医療専門家やジャーナリストの評論などの関係資料を、あらためて通読したが、そこには実に多くの問題が、しかも複雑に錯綜した形で存在していることを再確認した。そこには、現代の医療問題がかかえる矛盾や問題が、いわば凝縮した形であらわれている上に、新しい脳死移植に第一章で述べてきたような特有の問題が加わり、ますます問題を複雑にしているものと考えられる。

以下では、一九九九年二月の第一例以降の実施例を振り返りながら、そこで提起された問題点を整理し、それぞれについて簡単なコメントを付して、今後の課題を設定しておきたい。

〔第一例〕　高知赤十字病院のケース

この第一例については、実に膨大な量の記事や資料や評論などが存在していて、その正確な整理はほとんど不可能なほどであるが、まずは客観的な資料として、事後にこのケースの検証を行った「公衆衛生審議会疾病対策部会臓器移植専門委員会」（以後、専門委員会と略称する）による公式の検証の結果を要約しておくことにする。

第一例の事実関係と検証結果は以下の通りであった。

〔ドナー〕　中国四国地方の医療機関に入院していた四〇代の女性

〔経過〕

一九九九年

二月二七―二八日　◯　臓器移植法に基づき、患者本人の意思表示及び家族の承諾により
脳死判定が実施され、脳死と判定される。

三月一日　◯　臓器摘出、搬送

◯　臓器移植手術の実施

心臓‥大阪大学医学部付属病院

肝臓‥信州大学医学部付属病院

腎臓‥国立長崎中央病院、東北大学医学部付属病院

角膜‥高知医科大学医学部付属病院（両眼）

〔レシピエントのその後の状況〕

心臓‥退院

肝臓‥退院

腎臓：両者とも退院
角膜：両者とも退院

〔検証結果の概要〕

(1) 医学的評価

・二月二五日に行われた法的脳死判定においては、各種検査の最後に行うべき自発呼吸の消失の確認のための無呼吸テストが、脳波検査の前に先だって行われたことは適切でなかった。二七日から二八日に行われた法的脳死判定は確実に行われていると評価された（注：二五日に行われた法的脳死判定では、結局平坦脳波は確認できなかったため、脳死と判定されなかった）。

(2) 臓器あっせん業務に係る評価

・心臓の移植患者の選択のミスがあったため、（社）日本臓器移植ネットワーク（以下「ネットワーク」という）の体制の改善を行う必要があるとの指摘がなされた。

以上は、上記専門委員会による「臓器移植法に基づく脳死下での臓器移植事例に係る検証に関する中間報告書」（一九九九年六月二九日）によるものである。

しかし、この中間報告書が専門委員会においてすんなり了承されたわけではなく、すでにこの第一例の検証の過程で、委員会内部からも疑義が出され、一部手直しや検証作業に対する改善提案もなされていたことに注目しなければならない。とくに問題とされたのは、第一に、この第一例の「医学的評価について」の報告書を作成した作業班（班長・竹内一夫）の原案が、二月二五日になされた法的脳死判定に関して、それが臓器移植法施行規則（厚生省令）の規定に違反し、脳波測定の前に、患者に負担をかけるといわれる無呼吸テストを実施したとしつつも、「施行規則どうりではないが、無呼吸テストは安全に行われており、問題はない」との結論を下した根拠が不明であるという異論が専門委員会で出たという事実である。これは、医師以外の専門委員から出された疑問であったが、作業班の六人はみな医師で構成されており、「医師のセンスとして、（判定手順の間違いは）許容範囲と認識した」という、竹内班長の説明との間に、センスの違いが際立って出たことがきわめて重要である。

第二は、上記委員会（一九九九年五月二四日）に出席した参考人（柳田邦男氏）が、情報開示と透明性の確保について意見陳述をした中で、これでは検証にならないとして厚生省の進める検証作業に疑問を提起し、検証組織として、行政から独立した中立的な第三者機関の必要性を強調した点である。これは、専門委員会での評価の仕方が医学的な狭いところで行われていて、ミスがどうして起こったのか、それがどういう意味をもつのかなどが議論されていないという反省から出たものであり、具体的には、医師だけでなく、生命倫理研究者、臨床心理家、一般市民も参加して、臓器提供の家族の同意の経過やコーディネーターとのやりとりなど、医学的な面だけでなく、精神的、社会的な側面でも検証する必要があるという趣旨の提案であって、きわめて重要な問題提起であったといえよう。そして、この提案は、その後、専門委員会の「最終報告書」(一九九九年一〇月二七日)にも採用され、実現の方向に向かうことになった。

さて、以上は、第一例に見られた検査ミス(無呼吸テストが脳波測定に先立って行われた手順の間違い)、および移植患者の選定ミス(優先順位の取り間違え)に対する批判の中から、移植医療の手続の公正性と透明性を確保するための「検証」の必要性を強く意識させるものであったが、ここではとくに、上述した「医学的評価について」の作業班(医師のみ)が検査ミスの重大性を意識せず、日本移植ネットワーク内部の評価委員会も移植患者の選定を除けば公平・公正だったと結論づけるなど、内部検証の甘さが目立っていたという事実を強調しておく必要がある。

ただし、このような移植医療の公正性と透明性の検証が「情報公開」という正しい観点と方向を示すものであったのに対して、とくに第一例では、マスコミによる「過剰報道」によってドナー側の家族のプライバシーが侵害される危険が発生するという問題が顕在化し、結果的にはこの後者の問題のために、前者の透明性の検証と情報公開の要請が制約されるという好ましくない事態が生じた。具体的には、ドナーの脳死確定以前の段階からNHKの第一報が始まり、患者を特定しかねない取材と報道の洪水の中で、家族側が「プライバシーにかかわる報道を自粛してほしい」と強く要請し、病院側も厚生省もこれを受けて、以後は家族の同意が得られた範囲内でのみ情報を公開するという方針に転化したのである。その結果、情報はコントロールされ、第二回目の脳死判定時刻という客観的なデータまで開示されないままとなった。

情報公開とプライバシーの保護との関係をめぐる問題については、後に、第二例との関連で、より詳しく検討するが、第一例については、報道の開始時点が早すぎた点について、最初は「心停止下での腎臓の移植」を目的として手続が開始され、その過程で情報が漏れたという特殊な事情があったとはいえ、ドナーの特定にかかわるような取材や報道がなされたという事実については、マスコミ側に反省すべき点があったことを指摘しておかなければならない。そして、この点では、むしろ地元の報道機関の側が、より慎重な態度をとっていたという点に注目すべきである。

ここで確認しておきたいことの第一は、脳死移植医療の透明性と公正性を保障するために公開されるべき情報とは何かという点である。その中には、手続の開始から終了までの医学的なデータが含まれることについては異論はないであろうが、それ自体がドナーの個人情報としてプライバシーに属するという場合があるとすれば、医療情報の開示が家族の同意によって制約されるという可能性が出てくる。しかし、結論的には、それがドナーの特定に直接かかわらない限り、またそのような保障の下で、広く公開の対象とされるべきであるとするのが原則でなければならない。その上に、さらに、検証作業が「医学的データ」にとどまらないことの確認も重要である。それは、救急医療がつくされたか、家族の同意がどのようにして得られたか、などの精神的・社会的側面も検証のための重要な要素であることを意味する。

第二は、病院や厚生省側が、情報をリアルタイムで開示することに消極的であり、場合によっては情報をコントロールする傾向があるといわれた点である。これは、ミスをつかれたくないという自衛的な姿勢のあらわれともいえようが、第一例の場合には、その傾向がドナーの家族によるマスコミ批判と連動した形で顕在化し、結果的に家族の同意を条件とする情報の開示という制限的な方式を生み出したともいえる。そこには、マスコミが患者の利益を代弁して病院側に情報の開示を求めるという、これまでの一般の医療事件に見られる図式とは異なった関係が現出したのである。このことは、情報の開示がドナーとその家族の利益と矛盾しない形で行われる限り、移植医療の透明性と公正性の検証にとって必須のものであるとする構成方法を追求することが可能であり、また必要でもあることを示唆するものであるといえよう。

最後に、以上のような観点から眺めれば、第一例に関するマスコミの取材と報道は、主観的には、移植医療の透明性と公正性を検証するための「情報公開」を目指すものであったとはいえ、ドナーの脳死から移植への移行を当然視したかのような報道の早すぎる介入や、臓器移植の大前提であるとともに守るべきドナーの利益でもある「匿名性」の壁を破るおそれのあるような不用意な介入があったこと、そしてそのために、ドナーの家族の側からの不信と抗議を誘発し、それが病院や厚生省にも情報の公開に消極的な姿勢をとらせる原因ともなったことで、本来なされるべき検証作業が不徹底に終わってしまったものと総括することができるであろう。

しかし、それにもかかわらず、第一例に関するマスコミの大量報道、しかもリアルタイムでの事実経過の臨場感のある報道が一般市民に大きな関心と反響を呼び起こしたことも否定できない事実である。それは、第一例の後に、ドナーカードの所持者が目立って増加したことからも明らかである。その意味で、この第一例は、わが国における脳死移植の開始にあたって、実に大きなインパクトを与えるとともに、多くの未解決で困難な課題をも残すことになったものといえよう。

〔第二例〕　慶応大学病院のケース

第二例は、第一例から約三カ月を経た一九九九年五月に実施された。その公式記録は以下の通りである。

〔ドナー〕
関東甲信越地方の医療機関に入院していた三〇歳代の男性
〔経過〕
一九九九年
五月一一日—一二日 ○臓器移植法に基づき、患者本人の意思表示及び家族の承諾により
脳死判定が実施され、脳死と判定される。
五月一二日—一三日 ○臓器摘出、搬送
○臓器移植手術の実施
心臓‥国立循環器病センター
腎臓‥東京大学医科学研究所付属病院、国立佐倉病院
〔レシピエントのその後の状況〕
心臓‥退院
腎臓‥両者とも退院

〔検証結果の概要〕

(1) 医学的評価

・脳死判定は、標準的手順と方法で確実に行われていると評価された。

(2) 臓器あっせん業務に係る評価

・脳死下での眼球（角膜）提供について、意思表示カードの記載不備など混乱があったため、提供可能臓器に係る法的位置づけについて明確に示しておくべきなどの指摘がなされた。

以上は、専門委員会による「臓器移植法に基づく脳死下での臓器移植事例に係る検証に関する中間報告書」（一九九九年六月二九日）によるものである。

さて、この第二例に関しては、第一例の経緯を踏まえて、とくに情報の開示とマスコミの報道のあり方が注目されたのであるが、五月一一日の夜、慶応大学病院で脳死判定が進められているという情報を得た段階で、第一例の場合のように病院には多くの報道陣が詰めかけたものの、情報は完全に厚生省のコントロールの下に置かれており、第二回目の脳死判定が終了した後の一二日午前五時前になってはじめて厚生省の記者会見が行われ、病院側の記者会見が行われたのは臓器摘出が終わった後の一二日午後七時であった。しかも、手続はすべて適正で問題がなかったとする記者会見での当局の説明を越えるような情報は、結局マスコミの取材によってもほとんど明らかにされないままに終わっている。

むしろ、この第二例で問題になったのは、マスコミがどの段階から報道を開始すべきかという点であった。第二回目の脳死判定が一二日の深夜であったために、それを待たずに五月一三日の朝刊に「法的脳死判定の開始」として報道した社（朝日、読売）と、それを待った後の夕刊に「脳死判定の確定」として報道した社（毎日、産経）との間に対応が分かれることになった。前者は、脳死判定作業の開始がすでに社会的な関心事であることを理由としたのに対して、後者は正式な脳死判定で脳死と診断されるまではいまだ生死が不明であることを理由としていたのである。そして、この点については、脳死判定の確定を待った後者の方の報道が、より慎重な対応であるとして評価されたのである（浅野健一）。

一方、情報を公開する厚生省と病院側の対応については、厚生省は、第一例の後いったんは「臓器摘出後」としていたものの、実際にこの第二例では「法に基づく二度目の脳死判定後」に記者会見をして公開するという立場をとった。そして、このような対応が第二例以後の当局の方針となったのであるが、この点についても、第一例の経緯からすれば、やむを得ない措置であったとする評価の方が一般的であったといえよう。

しかし、その結果、第二例に関する報道は、第一例と比較すると、質量ともに極端に少なくなり、逆に情報が制限され過ぎたのではないかという指摘がなされた。「九九年五月、慶応大病院——今度は〝戒厳令〟」ともいわれたのである（平野恭子）。それは、リアルタイムの報道が、生の現場での取材を通じて、当事者の加工されない姿、実相を伝える上で重要であり、第一例でも、そうした過程で無呼吸テストの順番ミスが明らかにされたのではないかとする趣旨のものであったが、しかし、この立場からも、第二回目の脳死判定以前の段階からの報道を積極的に進めるという主張は後方に退き、「取材」は開始するものの、「報道」はこの第二回目の脳死判定以降とするという方向が、マスコミ自体の中にも次第に定着するようになったように思われる。

そのような考え方を徹底させると、一定の時期に事後的に正確な情報が報告書として出されれば、これも情報公開のひとつのあり方であって、それで十分であるという結論に導かれる。そして、そうなれば、第一例のときに問題になったような、移植医療の透明性と患者・家族のプライバシーとの矛盾や調和という厄介な問題も容易に回避することができることにもなるであろう。現に、第二例では、統一的な記者会見によって、報道をめぐる混乱は全く見られず、ドナーのプライバシーの保護は完全に守られたという自画自賛的な評価もなされた。しかしながら、これで一件落着とはいえないところに、この問題の深い根があることが忘れられてはならない。

それは、現に第二例において、マスコミの側からは、厚生省が情報を一元化して扱う形をとりながら、プライバシーの保護を名目に官僚的な情報操作を行おうとしていると疑いたくなる対応が目立ったとし、報道側に一定の取材の抑制を求めるのなら、患者と家族のプライバシー保護を優先させるのは当然としても、公表しうる情報は可能な限り公表するとの前提のもとで透明性の確保に積極的な姿勢を示すべきであるという批判的な指摘がなされていた点に現れている。そこには、第一例の教訓が第二例に生かされたという単純な評価ではなく、むしろ、「事後の」検証も必要であるが、その前に、可能な限りでの「リアルタイム」の取材と自主的な報道こそ重要であるという認識が存在している。そして、その背後には、病院や厚生省が本当に正しい情報を適時に提供しているのかという疑問が、依然としてマスコミの側に根強く残っていることを示しているといってよいであろう。そして、このような観点を支える主張として、第一例の報道にも問題はあったが、むしろ第一例の後で、医療情報の囲い込みへの動きがにわかに高まっていった経緯にこそ目を向けるべきであって、「まず行政と医療機関が報道機関にリアルタイムで情報を提供することと、それを報道することとは別の問題であり、前者はリアルタイムが望ましく、後者は報道機関側の自主判断に任せられてよいのではないか」という見解が提起されたことに注目しなければならない（中島みち）。

これは、むしろ第二例の中に、行政が情報を抑制する危険な方向が感じられるとする点で、重要な指摘を含むものであった。厚生省の情報管理の強さについては、厚生省の保健医療局長自身が「今回はプライバシー保護に振れすぎた」と自認した程であるが、むしろ移植ネットワークの副理事長が、第二例が少し厳しくなったことの理由として、第一例の騒ぎで提供施設側が消極的になったことをあげ、以後はこれが範となることができればよいと述べたのが、実施機関側の本音をあらわしているといえよう。

そして、結果的には、第二例の方式の厳しい枠内で、マスコミの側は、それでも当局が提供した情報を単に伝達するだけでなく、積極的に「必要な情報の公開を求めて行く」という使命を自覚しつつも、リアルタイムでの取材が大きな壁に阻まれて進まない「悩み」を表明していたのである。

〔第三例〕 古川市立病院のケース

その後、一九九九年六月になって、第三例目が宮城県の古川市立病院で実施された。その公式の記録は、以下のようなものである。

〔ドナー〕
東北地方の医療機関に入院していた二〇歳代の男性
〔経過〕
一九九九年
六月一三日　○　臓器移植法に基づき、患者本人の意思表示及び家族の承諾により脳死判定が実施され、脳死と判定された。

六月一四日－一五日　○　臓器摘出、搬送
○　臓器移植手術の実施
心臓：国立循環器病センター
肝臓：京都大学医学部付属病院
腎臓：仙台社会保険病院、福島県立医科大学医学部付属病院

〔レシピエントのその後の状況〕
心臓：退院
肝臓：退院
腎臓：両者とも退院

〔検証結果の概要〕
(1)　医学的評価
・　前庭反射の消失の確認のための検査に氷水を用いるべきところ、冷風で検査を行っていたことから、低温刺激が十分ではない可能性はあるが、総合的に判断し脳死と判定できると評価された。

(2) 臓器あっせん業務に係る評価

・ 全国のブロックセンターに多臓器移植に対応できるコーディネーターを育成・確保していく必要性、臓器提供時に備えたＨＬＡ検査及び感染症検査の実施体制の改善の必要性等が指摘されたが、臓器あっせん業務は適正に行われていると評価された。

以上は、上記専門委員会による「臓器移植法に基づく脳死下での臓器提供事例に係る検証に関する最終報告書」（一九九九年一〇月二七日）によったものである。

この第三例は、過去の二例がいずれも脳疾患による病死であったのに対して、事故による頭蓋内出血が原因であった点で、特色が見られた。したがって、法的脳死確定後に警察による実況見分がはじめて実施された。

市立古川病院は、当初は記者らに患者が臨床的脳死の状態にあることなどを認めていたが、途中から「情報提供の窓口は厚生省に一本化する」として取材を拒否するようになり、結果的には、厚生省が二回目の脳死判定後に記者会見をして、脳死判定の時刻、意思表示カードの記載内容、家族の署名の有無などを公表した。公開の範囲は、第二例の場合よりも若干広くなったが、当初、病院が、ドナーの家族とコーディネーターとの接触状況や家族の同意の経緯についても情報公開するとしていた約束は、結局果たされないままに終わっている。このことは、情報公開の時期の問題とともに、公開されるべき情報の範囲と、その際の取材方法についても、依然として問題が未解決であることを示したものといってよいであろう。

なお、この第三例では、病院の記者会見の中で、「脳死判定・臓器移植マニュアル」を作成したのは患者が臨床的脳死と判定される直前であったことを秘匿し、後になって準備不足を認めるという事実が発覚したほか、第一回目の脳死判定の際に無呼吸テストの前提条件が厳密に守られていなかったこと、さらに前庭反射の検査方法自体にもミスのあることが判明した。

この最後の点については、九九年八月に行われた事後の「専門委員会」による検証によって、より詳細に確認された。まず、「医学的評価作業班」の報告によれば、脳幹反射の消失の確認に関して、「前庭反射の消失は二四度Cの冷風刺激によるエア・カロリック・テストで確認されていることから、低温刺激が十分ではない可能性がある」とした上で、しかし結論的には、「……他の脳幹反射の消失及びその他の項目についてはいわゆる竹内基準と同様の方法で実施されていること、また、前庭反射の消失の確認自体についても、それが前庭反射の試験としても全く無効であるとも断言できないことから、竹内基準の基本的な考え方と基準の各項目に対する科学的評価に照らし、総合的に判断し脳死と判定できると評価する」とされたのである。

しかし、このような形での「評価」については、とくに医学の専門外の者から見れば、素直には納得し難いものがある。一方では、二四度Cの冷風刺激では低温刺激の検査としては十分でない可能性があるとしながら、他方では、それが前庭反射の試験として全く無効であるとも断言できないから、総合的に脳死と判断してよいとするのは、論理的にも矛盾がある。このことは、前庭反射の検査に不十分な可能性があるのに、無効と断言できなければよいとするもので、その場合でも「竹内基準」に合致するというのであれば、基準自体の妥当性が問われることになるはずである。

そして、現に、その後作成された「法的脳死判定マニュアル」（一九九九年九月）によれば、第三例で用いられた「エア・カロリック・テスト」は、温度刺激が十分でない可能性があるため、脳死判定には用いないと明示されたのである。したがって、この第三例は、脳死判定基準とその検査にミスが発見されたケースのひとつとして、記憶にとどめておくことが必要である。

次に、第三例は、事故によるケースであったため、はじめて「検死」の手続が必要となり、実際にも古川市民病院から報告された「診断・治療概要」の中にも、第二回目の脳死判定終了後、所轄警察署による実況見分の開始と終了という項目が記載されている。ところが、この点は、上記の「医学的評価」ではなく、「ネットワークのあっせん業務に係る評価に関する作業班」の報告書の中で部分的に取り扱われているにすぎない。しかし、これは、本来はネットワークのあっせん業務とは関係がなく、むしろ上記の脳死判定に関連して、独立に検証されるべき事柄であるといわなければならない。

しかも、この報告書では、コーディネーターが所轄の警察署に連絡し、検視官が病院に到着して主治医と打ち合わせた後、実況見分を開始し終了しているという事実経過が記載されているにすぎない。報道によれば、検視官は死因を頭蓋内出血と断定し、司法解剖は不要と判断して、医師に捜査手続の完了を伝えたという。臓器移植法の審議過程で、臓器摘出を急ぐあまり、警察の手続がおざなりになるのではないかという問題が出されていたにもかかわらず、警察の発表では、事故の形態や、犯罪性がないと判断した根拠などは明らかにされず、ここでも、家族が事故内容の公表に強い拒否反応をみせたことがその理由となっているとすれば、手続の透明性と公正性を保障すべき基本的な情報が、公開と検証の外におかれてしまうという根本的な問題があることを、あらためて認識させられたのである。家族の意思を尊重すべきであるとしても、原則的には、検死手続に関する情報の開示もまた、ドナーの特定につながらないような方法で行われる可能性をこそ追求すべきであろう。

一方、「ネットワークのあっせん業務」に関する評価については、コーディネーターによる家族への説明・ケアについても、レシピエントの選択についても、現在の体制の下では、いずれも適正に行われたと評価されており、問題がないように見える。しかし、報告書自体が、ネットワークそのものについて、人材不足、事務体制の不備等の問題を指摘し、その改善を提言しており、現に第三例においても、多臓器移植の経験のあるコーディネーターの所属するブロックセンターが提供施設から距離的に遠く、時間がかかり過ぎたという問題点が指摘されている。
しかし、専門委員会による検証作業として、より大きな問題は、それがネットワークから提出されたコーディネーター記録、レシピエント選定のコンピュータ記録に基づくという形をとらざるを得ないという点に、基本的な制約があるという事実である。これだけでは、コーディネーターと家族との連絡や説明の過程で生じた問題を客観的に検証することが可能であろうかという疑問が残る。しかも、第三例では、マスコミが家族の取材をしたことが、家族からコーディネーターに伝わり、ネットワークが抗議するという一幕もあったといわれる。このことは、たしかに問題であるが、コーディネーターに対する取材に対して余りにもガートが固いという姿勢の方にも問題があるように思われてならない。この点は、すでに第一例において、病院や厚生省と比べても、コーディネーターは、事実関係の説明を避ける姿勢が目立ったといわれていたこととも関連している。

〔第四例〕　千里救命救急センターのケース

第三例に引き続いて、一九九九年六月に、第四例が実施された。

公式の記録によれば、それは以下のようなものである。

〔ドナー〕
近畿地方の医療機関に入院していた五〇代の男性
〔経過〕
一九九九年
六月二三日—二四日　○　臓器移植法に基づき、患者本人の意思表示及び家族の承諾により
脳死判定が実施され、脳死と判定された。
六月二四日　○　臓器摘出、搬送
○　臓器移植手術の実施
腎臓：兵庫県立西宮病院、奈良県立医科大学付属病院
〔レシピエントのその後の状況〕
腎臓：両者とも退院
〔検証結果の概要〕
(1)　医学的評価

・脳波測定を高感度で実施すべきところ、通常の感度で行っていたため、最初から法的脳死判定をやり直したが、このような事態は注意すれば防げることである。しかしながら、その後の脳死判定については問題がなく、最終的に判定基準を満たしたことを確認していると評価された。

(2) 臓器あっせん業務に係る評価

・結果的に移植と結びつかなかった場合の費用分担の検討の必要性等が指摘されたが、臓器あっせん業務は適正に行われたと評価された。

以上は、上記専門委員会による「臓器移植法に基づく脳死下での臓器提供事例に係る検証に関する最終報告書」(一九九九年一〇月二七日)によったものである。

この第四例は、第三例から一週間後に相次いで実施された。マスコミの報道は、次第に鎮静化し、記事は質量とも縮小されてきていたが、しかし、第四例に至ってもなお手続ミスが続いていた点を考慮すれば、もっと熱心な取材と報道が期待されてもよかったのではないかと思われる。

当時の報道によれば、くも膜下出血で入院した患者が、脳死移植法に基づいて脳死と判定され、本人に臓器提供の意思があって、家族も同意していた。臓器が摘出され、心臓と肺臓は医学的理由から見送られ、肝臓と腎臓の移植が実施される見通しであると報じられた（最終的には、肝臓も断念され、腎臓のみとなった）。

そして、脳死判定の手続上の問題については、厚生省による情報として、第一回目の法的脳死判定の際に、判定基準のひとつである脳波測定に当たって、厚生省の定める指針で定められた脳波測定の感度を十分に上げずに実施していたことが分かり、厚生省の指示で脳死判定をやり直すというミスが発生したことが明らかとなり、手続上の違反はこれで四例中三度目となると報じられた。

病院側は、脳死確定時からかなり経過した段階で、ようやく記者会見を開いて事情を説明したが、脳波の測定ミスは「検査技師が脳波計の感度を通常の四倍に設定するボタンと思い込んで二倍のボタンを押していたのが原因」であったことを公表した。このような単純で重大なミスが、しかも最初から臓器提供病院として指定され、関西での先進的な施設として定評のある施設で生じたことは、驚くべき事実であった。厚生省も少なからずショックを受けたといわれている。

しかも、第四例でも、情報開示の時期と内容について、問題が生じている。厚生省は、第二回目の脳死判定終了後に情報を公開するという方針であったが、家族が強く反対し、意思表示カードの内容はもちろん、臓器提供があったことも、摘出が終了して遺族が遺体を見送って帰宅するまで発表しないように要請したので、折衝が難航し、結局は、家族の了解を得て、脳死判定終了後に公表したものの、意思表示カードの記載内容も、承諾した臓器の種類についても、公開されずに終わった。そして、厚生省も、その段階では、家族の同意を得たものだけを公表するという方針をとったのである。

さて、この第四例に関する、専門委員会の事後的な検証結果を見てみると、まず「医学的評価」については、「まとめ」として、上述したような平坦脳波の判定に際しての感度の低さが指針に反するもので、それがやり直しになったというミスのほかに、「本症例では、法的脳死判定の前に、施設が従来から行ってきた移植に係わらない臨床的脳死判定が行われている。その内容は、法に基づく脳死判定と変わらない。そのため、合計三回になってしまった法的脳死判定を含めて、無呼吸テストの回数が多くなってしまった」というのである。

脳波の測定作業のミスも重大であるが、それ以上に、無呼吸テストについては、すでに第一例でその手順のミスが指摘されていたのであり、無呼吸テストのもつ危険性についても従来から指摘されていたはずであるから、この第四例では、「臨床的脳死判定」にも無呼吸テストを加えるという無謀さや、脳波検査のやり直しという不手際も加わって、結局、無呼吸テストを計四回も行うという危険な負担を患者に強いることになった。その責任は重いといわなければならない。

それにもかかわらず、専門委員会の検証の結果は、脳波検査のミスは注意すれば防げたというのみで、無呼吸テストの無謀な繰り返しについては、経過を述べるのみで、その不当性を指摘することすらしていないのは、理解に苦しむところである。

一方、「ネットワークのあっせん業務に対する評価」については、第三例と同様に、コーディネーターによる患者の家族への連絡と説明・ケアについても、レシピエントの選択や搬送についても、適正に行われたという評価がなされている。

しかし、ここではとくに、コーディネーターの役割について、より慎重な検証が必要であることを指摘しておきたい。本来、コーディネーターの中立性は、プライバシー保護を理由とする医療情報の秘匿よりも、情報公開による手続の透明性と公正性の確保に向けられるべきものと考えられるからである。

〔幻の第五例〕　藤田保健衛生大学病院のケース

第四例のあと、一九九九年九月に、愛知県の藤田保健衛生大学病院で、交通事故による一〇代後半の女性患者に対して脳死判定が行われたというケースがあったが、患者の鼓膜損傷が原因で判定中止となったものである（幻の第五例）。

九月五日の夕方、第一回目の脳死判定が行われた後、第二回目の脳死判定に至るまでの間に、前庭反射の検査に当たって、患者の左耳の鼓膜が破れている疑いがあるため、右耳でしかこの検査をしていないことがわかり、厚生省に問い合わせた結果、「鼓膜に損傷がある場合は脳死判定はできない」という回答があり、第二回目の脳死判定が中止された。これは、脳死判定方法についてのガイドラインでは不明確な部分であって、厚生省の脳死判定基準である「竹内基準」自体では「鼓膜が破れていればできない」とされていたものの、その「補遺」では「(鼓膜損傷時でも)補助検査をすれば総合的に判定可能であろう」となっていた。病院側は、後者の立場から脳死判定は可能と考えたのであるが、厚生省は、いまだ専門家のコンセンサスが得られていないとして、これを認めなかったのである。この措置については、ドナーの善意を踏みにじるものであるとする反対意見も見られたが(星野一正)、厚生省の慎重な対応の方を評価すべきであろう。

そして、この点は、新しい「法的脳死判定マニュアル」(一九九九年九月)の中に、「両側の鼓膜に損傷のないことを確認すること」として、明確にされた。しかし、あえていえば、補助検査(聴性脳幹誘発反応の消失)をすれば総合的に判定可能であろうという考え方が「竹内基準の補遺」に明示されており、そしてそれが医学的に可能だとして否定されないところに、なお問題が残されている。それは「医学的な死とその要件」とは何かという疑問を新たにするからである。

以上の四例プラス幻の一例が、一九九九年中に実施されたものであり、臓器移植法が九七年に施行されてから二年目にあたる最初の実施例のグループに属する。そこでは、脳死判定にかかわる医学的な要件や手続について、少なからぬミスが発見されたが、その処理に問題を残しながらも、新しい「法的脳死判定マニュアル」によって一応是正された。しかし、今後もこのような基本的なミスが根絶されるであろう保障はないというのが実情であるといえよう。

それよりも、重大な問題は、第一例における「過剰報道」への批判から、情報公開と患者のプライバシー保護との関係という問題が前面に出たため、第二例目以降はむしろ、情報のコントロールによる「縮小報道」の方向が顕在化し、移植医療の透明性と公正性の検証に制約が加わるおそれが出てきたという点である。検証のための「第三者機関」の設置は決まったものの、多くの問題はなお未解決のまま残されることになった。

ここでは、翌二〇〇〇年三月に発生した第五例に至るまでの間に、論議されたいくつかの問題について、その経過をフォローしておきたい。

第一は、専門委員会が、移植医療の透明性を確保するため、第三者機関による監視・検証システムの創設を提唱し（九九年六月）、その設置が決まったことである（九九年九月）。これは、上述したように、専門委員会の参考人（柳田邦男氏）の提案に由来するものであったことを記憶しておくことが必要である。しかし、それは結局、厚生大臣の私的諮問機関として位置づけられ、委員の人選も厚生省に、そして事務局も厚生省に置かれるなど、行政機関からの中立性を保障し得るかには疑問が残るものであった（ただし、実際には、メンバー一二名のうち、半数は医師以外の法学者、生命倫理学者、評論家、患者団体の代表から構成されことになった）。

第二は、医療ミスを防ぎ、混乱を回避するために新しい「法的脳死判定マニュアル」が作成され（九九年九月）、三七〇の臓器提供病院に配付されたという事実である。それは、法に準拠した正確な判定を徹底する目的で作成されたものである。また、この新しいマニュアルに従って法的脳死判定を進めるよう、臓器移植法の「ガイドライン」の改正も了承された。しかし、これらの措置によって、その基本とされた「竹内基準」とその「補遺」自体に対する疑問が解消するとは思われないところに、問題が残されている。

第三は、情報公開と患者のプライバシー保護との関係をめぐる問題であり、これがもっとも現実的で解決困難な問題として自覚されていた。しかも、厚生省は、専門委員会において、家族からの同意が得られないときは、臓器提供にかかわる情報を全面的に非公開にすることもあり得るという方針を提示し、これが専門委員会で了承されたと報じられた（九九年八月）。しかし、これに対しては、移植医療の「ガラス張り」が遠のくおそれがあるとして、マスコミが一斉に反発した。著者も批判的な意見（中島みち、柳田邦男）に賛成し、私見として非公開の方向への運用を危惧するコメントを出した（読売新聞九九年八月一三日）。この議論はその後も続いたが、厚生省も結局は、家族の同意が得られない場合でも、臓器提供と臓器移植実施の事実は情報公開するとの方針を専門委員会に報告し、了承された。しかし、それは最低限の確認にすぎず、これによって、情報公開と患者の同意との関係が明白に方向づけられたとはいえず、次の第五例以降にも尾を引くことになるのである。

〔第五例〕　駿河台日大病院のケース

幻の第五例以降、しばらく途絶えていた脳死下での臓器移植が、九カ月ぶりに、翌二〇〇〇年三月、東京千代田区の病院で実施された。これが正規の第五例として、以下のように記録された。

〔ドナー〕
関東甲信越地方の医療機関に入院していた二〇代の女性
〔経過〕
二〇〇〇年
三月二八日　○臓器移植法に基づき、患者本人の意思表示及び家族の承諾により脳死判定が実施され、脳死と判定された。
三月二九日―三〇日　○臓器摘出、搬送
○臓器移植手術の実施
心臓‥大阪大学医学部付属病院
肺‥東北大学加齢医学研究所付属病院、大阪大学医学部付属病院
肝臓‥京都大学医学部付属病院、信州大学医学部付属病院
※分割肝移植を実施
腎臓‥千葉大学医学部付属病院、筑波大学付属病院

〔レシピエントのその後の状況〕
心臓：入院中
　肺：退院
肝臓：両者とも退院
腎臓：一人は入院中、一人は退院
〔検証結果の概要〕
(1)　医学的評価
・　脳波測定について、第一回目の判定では基準電極導出及び双極導出の両方で行うべきところを基準電極導出のみで行っており、必ずしも十分な検査方法とはいえなかったが、基準電極導出のみで平坦脳波の確認は可能であったこと等から、総合的に判断し脳死と判定できると評価された。
(2)　臓器あっせん業務に係る評価
・　臓器あっせん業務については、膵臓の移植患者の意思確認に関し、他の臓器と比較して迅速な手続が行われたということができず、問題があるため、今後は膵臓の各移植実施施設における連絡体制を十分に整備し、手続が迅速に行われるようにすべきとの指摘がなされた。

以上は、新設の「脳死下での臓器提供事例に係る検証会議」による「第五例目の脳死下での臓器提供事例に係る検証結果に関する報告書」（二〇〇〇年九月八日）によったものである。

二〇〇〇年三月二七日に心肺停止状態で東京都内の病院に入院した二〇代の患者が、三月二八日未明に臨床的な脳死と診断され、移植ネットワークに連絡がなされ、本人の意思表示とともに家族の同意も確認された後、二回にわたる法的脳死判定が行われ、心臓・肺・肝臓などの移植がはじまったと報じられたものである。ただし、事故性も考慮して、警察庁は検視を行ったが、事件性はないと判断された。

以上のような経過については、三月二九日に、脳死判定後に院長と救命救急センター部長が記者会見して明らかにしたものであるが、その際、家族の側から、個人が特定されないこと、死因などを明らかにしないこと、臓器を入れた容器を撮影しないでほしいという三点の要望があって、病院側がこれを受け入れたことも公表された。

なお、当時のマスコミは、昨年以来途絶えていた脳死移植が九カ月ぶりに再開されたという状況の中で、問題点のひとつは、臓器提供病院にかかる大きな負担にあるとし、スタッフの数が限られていることのほか、予定外の出費という経済的問題もあることを指摘していた。さらに本人の意思が生かされているかどうかも疑問であるとし、二〇〇〇年二月までに一八五人の意思表示カードのうち、脳死判定を経て移植に至ったのがわずか四例であった、という事実を示していたのが注目される。

しかし、それ以上に問題なのは、移植医療が進むにつれて、公開される情報がこれまで以上に少なくなってきているという指摘であって、それは移植医療の透明性の確保を危うくするものとして警戒しなければならない問題点である。

ところで、この第五例目からは、その事後的な検証が、新設の第三者機関である「脳死下での臓器提供事例に係る検証会議」によって行われることになり、その報告書も公表された（二〇〇〇年九月八日）。その内容を要約し、コメントを加えておきたい。

報告書は、「救命治療、脳死判定等の状況の検証結果」と「ネットワークによる臓器あっせん業務の状況の検証結果」から成り、前者は「医学的検証作業グループ」の評価の結果をもとに検証し、その際、カルテなどの関係資料とともに、救命治療、脳死判定の担当医からの事情聴取もなされ、後者では、記録資料とともに、ネットワークの担当者（メディカルコンサルタントおよびコーディネーター）から経過を聴取して、検証を行ったとされている。ここでは、担当者からの事情聴取がどのように行われたのかという点が重要だと思われる。

第一の「医学的検証結果」については、「まとめ」として、本症例の脳死判定は適切であると確認されている。しかし、なお、脳波検査について、第一回目の判定では基準電極導出のみで双極導出が欠けており、必ずしも十分な検査方法とはいえなかったとしつつ、基準電極のみで平坦脳波の確認は可能であったとした上で、本症例は、厚生省基準の基本的な考え方と基準の各項目、特に脳波検査の方法と意義を勘案し、総合的に判断し脳死と判定できると評価した。

しかし、脳波検査のミスについては、すでに第四例において、脳波計の感度不足が問題になった後であるだけに、この第五例においても、「法的脳死判定マニュアル」に記述された「脳波検査の基本条件」が守られていなかったという事実は重大というべきではないかという疑問がある。一一時間も前の脳波記録を加えた上での「総合的」判定も許されるというのでは、「平坦脳波」のもつ意味の過小評価にもつながらないかという危惧を覚える。また「マニュアル」は、検査データに万全を期するための参考資料にすぎないのかということにもなりかねないであろう。

ところで、この報告書は、脳死判定に関する評価の中で、とくに本症例では、本人の意思表示が有効でないと思われる症例に該当するかどうかについて慎重に検討する必要があったという指摘をし、臓器提供病院の医師団が主治医や家族から事情を聴取した上で、慎重に本人の意思表示の有効性を確認したのは適切であったとの評価を加えている。

しかし、臓器提供病院から報告された経過資料の中には、主治医が家族から本人の意思表示カードを提示されたとの記述があるだけで、そこに「意思表示の有効性」を問題にするような、どのような事情があったのか、全く判然としない。しかも、検証会議では、今後、意思表示の有効性の判断について、第三者を関与させるシステムを構築することも検討に値するという意見も出たというのであるから、この点については、本症例に関して、さらに詳しい情報の開示が是非とも必要である。

一方、「ネットワークのあっせん業務に関する検証結果」については、家族への脳死判定等の説明および承諾を含めて、適切に行われたと評価されているが、ただ、膵臓についてはレシピエント候補者の意思確認に多くの時間を要した点で、連絡体制の不備の改善が要請されている。しかし、この報告書でも、コーディネーターの活動についての検証が果たして十分であったのかという点が問題になるほか、最も気になるのは、情報公開の範囲に関して、「家族の意向を踏まえたドナー及び家族のプライバシーの保護の観点から、現時点においては、原疾患の一部の事項を非公開とした」とされた点である。非公開とするためには、少なくとも、それがドナーの特定につながるおそれがあるという事情の存在することを条件とすべきではないかと思われる。

なお、この第五例目に関する検証会議が終了した直後に行われた記者会見（五月一八日）で、座長は、「一部に問題はあったが、全体として適正だった」と結論づけ、「家族への面談の必要なし」と判断したという。だが、コーディネーターの記録を裏付ける録音テープなどがあるのかと問われると、「わからない。そこまでは検証していない」と答えた。「それでは、当事者の報告をうのみにしただけではないか」という質問に対して、「時刻も細かく書かれており、うそを書いているとは思えない。会議でも異論は出なかった」と当惑した表情で応じたという。記者会見での発言内容が検証の本来の姿であるとすれば、検証会議がリアルタイムでの検証に代替し得るものとは思われない。検証会議での検証のあり方が、さらに問われるということになるであろう。

〔第六例〕 秋田県の病院のケース

第五例から約一カ月後の二〇〇〇年四月一五日に、秋田県の病院に入院中の四〇歳代の女性が脳死と判定され、移植が実施された。

公式の事実関係の記録は、以下のようなものである。

〔ドナー〕

東北地方の医療機関に入院していた四〇歳代の女性

〔経過〕

二〇〇〇年

四月一五日　○　臓器移植法に基づき、患者本人の意思表示及び家族の承諾により
脳死判定が実施され、脳死と判定された。
四月一六－一七日　○　臓器摘出、搬送
○　臓器移植手術の実施
肝臓：京都大学医学部付属病院
〔レシピエントのその後の状況〕
肝臓：退院
〔検証結果の概要〕
(1)　医学的評価
・　救命治療は妥当であり、法的脳死判定は適切に行われたと評価された。
(2)　臓器あっせん業務に係る評価
・　臓器あっせん業務は適正に行われたと評価された。

以上は、第六例目の「脳死下での臓器提供事例に係る検証会議」（二〇〇〇年十二月二八日）での検証結果によるものである。

この第六例は、二〇〇〇年四月一三日に、秋田県内の病院に、くも膜下出血と脳内血腫で入院していた四〇代の女性が、脳死状態になり、ドナーの意思表示カードを家族が提出する中で、二回の法的な脳死判定が行われた後、肝臓のみが移植されたという事例である。意思表示カードには、心臓、肺臓、腎臓の提供も記載されていたが、医師団の総合的判断から、肝臓以外の臓器の移植は断念されたとのことであった。

当時の新聞記事からは、あまり詳しいことは分からないが、四月一四日午前に法的な脳死判定が二回にわたって行われ、一四日午後に、移植ネットワークからコーディネーターが派遣されて説明があり、本人の意思表示カードとともに、一五日には家族の承諾書も提出されている。そして、一五日夜に肝臓の移植先が決まり、一六日に移植手術が行われたという順序に整理することができる。

ただし、問題は、一四日午前の段階で、患者が「脳死に近い状態だ」と家族に告げたといわれている部分で、これが「臨床的脳死」の診断と混同されていたのではないかという疑問が残る。「ガイドライン」の第四には、主治医等が「臨床的に脳死」と判断した場合以後において、意思表示カードの所持等を把握するよう努めることと定められており、しかもこの「臨床的脳死」の判断は、法的な脳死判定基準から自発呼吸の消失の項目のみを除いたものであるから、それは決して「脳死に近い状態」ではないはずである。

次に問題なのは、情報公開の時期であって、病院の記者会見が行われたのは一六日午前であり、厚生省で行われた移植ネットワークの記者会見は一五日の夕方であって、いずれも法的脳死判定後ではなく、前者は摘出された臓器が搬送された後であるという事実である。しかも、後者の記者会見では、記者に配られたのは二枚の発表文のみで、脳死判定に要した時間など、ごく一部の情報しか記されていなかった。そこで救命はつくされたのか、意志表示カード提示は家族からの申し入れなのかといった記者の質問に対しても、「言えることではない」、「特別の事情はない」、「正確な情報を得ていない」、「現場の判断を尊重している」というのみで、情報は核心に触れる前に遮られたという。リアルタイムでの検証は、すでに形骸化しているといわざるを得ないのである。

本事例についての検証会議の報告書は、二〇〇〇年一二月二八日に公表された。結果的には、救命医療、脳死判定、家族への説明、ネットワークとコーディネーターの活動のいずれも適正で、問題はないとされているが、私が当時疑問とした上述の点は、なお解明されていない。とくに重要なのは、臨床的脳死の判定以前に家族からの申し出を受けて意志表示カードの確認を行っていることが明白であるにもかかわらず、ガイドラインに違反する疑いが問題になっていないのは依然として不可解である。

〔第七例〕　杏林大学病院のケース

二〇〇〇年四月二五日に、東京都内の杏林大学病院で脳死と判定された患者から、第七例目の移植が実施された。

第七例の事実経過は、以下の通りである。

〔ドナー〕
関東甲信越地方の病院に入院していた五〇代の女性
〔経過〕
二〇〇〇年
四月二五日　○　臓器移植法に基づき、患者本人の意思表示及び家族の承諾により脳死判定が実施され、脳死と判定された。

四月二五日―二六日　○　臓器摘出、搬送
○　臓器移植手術の実施
心臓‥大阪大学医学部付属病院
肝臓‥京都大学医学部付属病院
腎臓‥大阪大学医学部付属病院、信楽園病院
膵臓‥大阪大学医学部付属病院
※　膵腎同時移植を実施

〈レシピエントのその後の状況〉
心臓‥退院
肝臓‥退院
腎臓‥退院
腎臓・膵臓‥退院
〈検証結果の概要〉
「脳死下での臓器提供事例に係る検証会議」の報告書によれば、本件では、診断と治療、臨

床的な脳死および法的脳死判定の手続、家族への説明と承諾、ネットワークとコーディネーターの活動は適正に行われたものと評価された。

以上は、第七例目の「脳死下での臓器提供事例に係る検証会議」（二〇〇一年三月五日）での検証結果によるものである。

この第七例は、東京三鷹市の杏林大学病院に入院中の五〇代の女性が脳死状態に陥り、臓器提供の意思を示すシールを貼った運転免許証を所持していたので、家族の同意を得て、法的な脳死判定の後、心臓、肝臓、腎臓、膵臓の移植が行われたというケースである。しかし、当時の新聞記事の内容はきわめて簡単なもので、情報はきわめて限られており、とくに「膵腎同時移植」がはじめて行われたというのが目を引くくらいのものである。

しかし、この第七例でも、病院側は記者会見で、脳死に至った原因の病気を「脳血管障害」と公表したが、それ以上は家族の希望で言えないと口を閉ざしたという。この場合の病名の公表は、個人が特定される情報ではないはずだという記者からの反論にも応じることがなかったといわれるのである。

事後の「検証会議」の報告書は、第六例の場合と同様にかなり詳しく経過をフォローしているが（二〇〇一年三月五日）、本件では、路上で倒れていて救急車で入院した患者が全脳底槽及び脳表のび慢性のくも膜下出血と診断され、数日間にわたって治療が施され、減圧開頭術も行われた後に、脳死状態になったというケースだった点に特色がある。事後には、病名も公表されている点も指摘しておきたい。

〔第八例〕　藤田保健衛生大学病院のケース

これは、二〇〇〇年六月七日、愛知県の藤田保健衛生大学病院に入院していた六〇代の女性が、脳死と判定されたもので、臓器移植法施行後第八例目に当たるが、医学的な理由で移植が見送られたケースである。

この事例の事実経過は、以下の通りである。

〔ドナー〕
東海北陸地方の医療機関に入院していた中年の女性
〔経過〕

二〇〇〇年
六月六－七日　○　臓器移植法に基づき、患者本人の意思表示及び家族の承諾により脳死判定が実施され、脳死と判定される。
○　臓器移植手術は、承諾が得られた臓器（肺、肝臓、腎臓、膵臓）の提供が医学的理由により断念されたため実施されていない。
〔レシピエントの状況〕
〔検証結果の概要〕
いずれも、記載なし。

この第八例については、事後の検証会議の報告書がいまだ公表されていないので、詳細は分からないが、この事例については、当時の新聞によって、その経過をかなり知ることができる。

この事例では、すでに六月五日朝の段階で、法的脳死判定の作業に入ったが、筋肉弛緩剤の影響が残っていると見て同日午後に中断し、数時間おいて再開したが、再び薬の影響が見られ、夜にはやめた。そして、厚生省の指示で、神経を刺激するなどの検査をし、薬の影響がないのを確かめた後、六日午後一一時にあらためて一回目の法的の脳死判定を開始、ここで初めて平坦脳波、自発呼吸の消失など必要な五項目が確認され、翌七日午前一一時に二回目の脳死判定が始まり、同日午後三時に脳死が確定したという。

ドナーは、心臓、肝臓、肺、腎臓、小腸の提供意思を示すカードを持っており、家族も肺、肝臓、膵臓、腎臓の提供を承諾していたが、八日未明までに、医学的な理由ですべての臓器の移植が断念された。判定が確定したあと、移植に至らなかったのは初めての例である。

この第八例では、筋肉弛緩剤の影響が残っているのに、その影響を確かめずに法的脳死判定に入った点に問題があることが指摘されているが、薬の影響の検査を指示した厚生省は、最終的に行われた二回の脳死判定は適正に行われたと判断し、また八日未明に厚生省で記者会見した移植ネットワークの理事も、ドナーと家族の意思を生かせなかったのは残念であるとしつつも、法的脳死判定が二度も中断され五〇時間以上もかかったことと移植を断念したこととに直接の関係はないと話したといわれる。

しかし、この事例には、なお疑問点がいくつかあるように思われる。

第一に、筋肉弛緩剤は救命医療の際に用いられたという病院の説明からすれば、その影響も確かめずに、なぜ「臨床的脳死」の判定が行われたのか、理解に苦しむところである。この段階で、移植への手続が開始されたこと自体に疑問がある。

第二に、「法的脳死判定マニュアル」の中に、脳死判定の除外例として問題となり得る薬物に「筋肉弛緩剤」が明示されており、その影響は、可能ならば薬物の血中濃度の測定で判断すると明記されているが、その通り行われたのかという疑問がある。さらに、厚生省が「神経を刺激するなどの検査」を指示したというのも、この確認方法と合致しているのかという疑いがある。

第三に、二度の中断を含む長時間の脳死判定（無呼吸テストを含む）が、移植の断念と直接の関係はないという厚生省の説明にも問題がありはしないか。最初に、医学的理由で提供が見送られたのは肺だけで、その他の臓器は後になって断念されたのである。

以上のほか、病院や厚生省の記者会見の時期と情報公開の範囲を含めて、事後の検証会議では、より正確な経過の解明と情報の公開を期待したいものである。

〔第九例〕　福岡徳州会病院のケース

二〇〇〇年七月八日に、九州福岡の病院に入院中の一〇代後半の女性が脳死と判定され、第九例目の脳死移植が実施された。

第九例目の事実経過は、以下の通りである。

〔ドナー〕

九州地方の医療機関に入院していた二〇歳前の女性

〔経過〕

二〇〇〇年

七月七日－八日　○臓器移植法に基づき、患者本人の意思表示及び家族の承諾により脳死判定が実施され、脳死と判定される。

七月八日－九日　○臓器摘出、搬送

○臓器移植手術の実施

心臓‥国立循環器病センター

肺‥東北大学加齢医学研究所付属病院

肝臓‥京都大学医学部付属病院
腎臓‥東京女子医科大学病院、市立札幌病院

〈レシピエントのその後の状況〉
心臓‥退院
肺‥退院
肝臓‥退院
腎臓‥両方とも退院

〈検証結果の概要〉
記載なし。

この第九例は、脳死判定後の複数臓器の移植については、スムーズに行われたようであるが、その前提である脳死判定をめぐる事実関係の情報が、病院側と移植ネットワーク側との間でかなり食い違うという異例の事態となったことで注目された。

当時の報道によると、七月八日午前に厚生省で記者会見した移植ネットワーク側は、す

でに七月三日に、一〇代後半の女性患者が「臨床的脳死」と判断されたので、コーディネーターが病院を訪れて家族から承諾書を得た上で、法的脳死判定の手続に入ったが、この手続は三日にいったん中止され、あらためて法的脳死判定が行われて、八日朝、脳死と判定されたと説明した。しかし、病院側は、七日に入って初めて臨床的な脳死と確認したと説明し、三日以降七日までの間は一度も判定をしていないと繰り返したので、ネットワーク側の説明との間に矛盾と食い違いが顕在化した。

病院側は、八日午前までは、「法的な脳死判定に入ったことはない」というこれまでの見解を変えるつもりはないとしていたが、八日夜の記者会見では、移植ネットワーク（本部・東京）から指摘されているように、「脳死判定手続のやり直しがあった」ことを認め、三日に行った脳死判定では、それ以前の臨床的脳死判断のときにはなかった「せき反射」があったので中断したと述べるに至った。そして、経緯の説明については「患者のプライバシーを優先させた」とも釈明したという。

しかし、以上のような経過説明は、きわめて不自然であり、何が真相であったのかはっきりしないという不信感を拭いえないものがある。最大の疑問は、病院側が、三日にはすでにコーディネーターが病院を訪れていることを知りながら、七日に入って初めて臨床的な脳死を確認したと、なぜ説明したのかという点にある。もしこれが真実なら、移植ネットワークは臨床的脳死が確認される前から動き出し、家族の承諾書まで取ったという、大変なことになりかねない。それを避けるためには、三日に臨床的脳死判定が行われた後、移植ネットワークに連絡があって動き出したという順序にしなければならない。そして、結果的に、病院側は三日に法的脳死判定を開始したが中断したことを認めることになった。しかし、肝心の臨床的脳死判定がいつ行われたのかについては触れられていないのである。

しかも、以上のような明白な食い違いを「家族のプライバシーの保護」で説明したり、さらに「言葉の行き違い」で糊塗したりすることは、ますます「つじつまあわせ」の疑いを増大させるにすぎない。

事後の検証会議では、是非とも、この第九例の不可思議な事実経過の真相を徹底的に究明してもらいたいと思う。

〔第一〇例〕　函館市立病院のケース

これは、二〇〇〇年一一月四日に、北海道の函館市立病院に入院していた六〇代の女性が脳死と判定され、肝臓と腎臓が移植された第一〇例目にあたる事例である。

第一〇例の事実経過は、以下の通りである。

〔ドナー〕

北海道地方の医療機関に入院していた六〇代の女性

〔経過〕

二〇〇〇年

一一月四日　○　臓器移植法に基づき、患者本人の意思表示及び家族の承諾により脳死判定が実施され、脳死と判定される。

一一月五日　○　臓器摘出、搬送

○　臓器移植手術の実施

肝臓‥京都大学医学部付属病院

腎臓‥市立札幌病院

〔レシピエントのその後の状況〕
肝臓：入院中
腎臓：入院中
〔検証結果の概要〕
記載なし。

これは、二〇〇〇年末までに正式に記録された最終の実施ケースであるが、新聞の報道は、きわめて簡単かつ形式的なものにとどまっている。

移植ネットワーク（本部・東京）によると、女性はくも膜下出血で入院し、治療を受けていたが、一一月四日午前までに、臨床的に脳死と診断された。患者の意思表示カードには、心臓、肺、肝臓、腎臓を提供する旨の記載があったので、家族の同意を得て、四日昼に一回目の法的脳死判定を実施、同日夜に二回目の脳死判定を終え、法的な脳死が確定した。移植ネットワークはレシピエントの選定に入ったが、心臓と肺は、医学的理由から移植は断念された。

そこには、何も問題はないかのようであるが、情報公開の時期や公開内容、とくに家族のプライバシー保護との関連など、くわしい検証作業がなされなければならないのは当然である。

なお、二〇〇一年になってから、一月に二件、二月に一件の実施例が記録された。以下では、簡単な新聞記事から知られる限りで、概略を記しておくことにする。

〔第一一例〕 昭和大学病院のケース

これは、二〇〇一年一月八日朝、東京の昭和大学病院に、くも膜下出血で入院していた三〇代の男性が、臓器移植法に基づいて脳死と判定され、心臓、肺、肝臓、すい臓、腎臓が摘出されて、同夜、大阪や京都などの病院で、患者への移植手術がなされたものである。

男性は、提供臓器に〇のついた意思表示カードを持ち、家族の同意も得られたため、臓器移植ネットワーク（本部・東京）が移植を受ける患者を選んだ結果、心臓は国立循環器センター、右肺は東北大学病院、肝臓は京都大学病院、すい臓と腎臓の一つは大阪大学病院、もう一つの腎臓は東京大学医科学研究所病院へ搬送され、移植手術はいずれも無事終わったといわれていたが、大阪大学で移植されたすい臓の状態が悪く、摘出されたという。

〔第一二例〕　市立川崎病院のケース

二〇〇一年一月二〇日、市立川崎病院に、くも膜下出血で入院していた五〇代の女性が、臓器移植法に基づいて脳死と判定された。女性は臓器を提供する意思表示カードを所持し、家族も脳死判定と臓器移植に同意したため、臓器移植ネットワーク（本部・東京）は、移植手術を受ける患者の選定を始めた。

脳死判定は、二〇日未明に一回目を、同日昼過ぎに二回目を終え、法的に脳死が確定した。提供の意思を表していたのは、心臓、肝臓、腎臓、すい臓、小腸などであり、小腸が移植されれば、脳死下では始めての移植となる。心臓、小腸などは、二一日、国立循環器病センターや京都大学病院などで移植された。左肺は、大阪大学病院で、すい臓と腎臓は東京女子医科大学病院で移植されたが、肝臓の移植は医学的な理由から見送られた。

〔第一三例〕　日本医科大学病院のケース

二〇〇一年二月二六日に、交通事故で脳や肺などを損傷し、日本医科大学病院に入院していた二〇代の女性が、臨床的脳死と判定され、意志表示カードを持ち、家族も同意したので、二回の法的脳死判定が行われた。

心臓は阪大病院に、肝臓は北大病院に、腎臓は東京女子医大病院と埼玉医科大学病院に、それぞれ移植のため送られたが、肺は損傷がひどく、膵臓は血液型などが合わず、小腸は登録患者がいなかったので、断念されたという。

以上で、第一例（一九九九年二月）から第一三例（二〇〇一年二月）までの実施例の経過と問題点のフォローを一応終わるが、とくに第八例以降については、「検証会議」による検証の報告書がいまだ出ていないので、これを補充することが最低限度必要である。その上で、あらためて全体を総括しなければならない。まだまだ多くの問題が残されているのである。

それにしても、とくに時期が経過するにつれて、開示される情報が次第に少なくなり、最近では、うっかりすると新聞報道を見逃してしまうほど、マスコミの扱いのレベルダウンが著しい。最初の事例に見られた「過熱報道」が何だったのかと疑いたくなるような現象をどう説明したらよいのであろうか。最近では、記者会見の記事も見られず、事後の「検証会議」の報告書の「検証」さえ行われないままという惨憺たる状況が続いているのである。

〈第二章の文献〉

高知新聞社社会部取材班「生命のゆくえ　検証・脳死移植(1)~(27)」インターネット記事、一九九九年七月一五日－二四日

浅野健一「高知の教訓は生かされたのか——検証!二例目の脳死報道」創、一九九九年七月号、四二頁

平野恭子「検証　脳死・臓器移植」岩波ブックレット、二〇〇〇年、一六頁

中島みち「脳死と臓器移植法」文春文庫、二〇〇〇年、一六八頁

第三章　臓器移植法の成立過程

本章では、日本の臓器移植法が、どのような経緯を経て制定されたのかという点に焦点をあてて、その特色を探ってみることにする。新しい臓器移植法の持つ特色は、その成立過程によって基本的に枠ぎめられ、制約され、特徴づけられていると考えられるからである。

現行の「臓器移植に関する法律」（平成九年法律第一〇四号）は、一九九七年六月一七日に、衆参両議院で可決成立したのであるが、三カ月の経過後の施行という条件の上に、さらに準備期間として、附帯決議が一カ月の猶予期間を定めたので、結果的には、同年一〇月一八日から施行された。

それ以後、すでに施行三年後のいわゆる「見直し」の時期を過ぎて、四年目に入っているが、その間に適用された上述の一三例の実施例を重ねる中で、「運用に関する指針」（ガイドライン）の一部に変更が加えられたものの、法律や附則自体には全く改正はなされておらず、安定した法律として定着している。

しかし、このような形にわが国の臓器移植法が立法化されるまでの経緯には、実に多くの複雑な問題が伏在しており、文字通り「紆余曲折」を経た上での到達点であったことがあらためて思い起こされるのである。

ここでは、その成立経過をひとつの流れとして捉え、どの時期にどのような方向からどのような動きが発生し、最終的にどのような形で収束されていったのかという経過を歴史的に概観してみることにする。この法律が、正式の政府提案の形ではなく、議員立法の形で進められたことも、立法の経緯とその結果に影響したものといえよう。

一　旧角膜移植法

わが国で、臓器移植に関する最も古い法律としては、すでに一九五八年（昭和三三年）に、「角膜の移植に関する法律」が制定されていたことに注意する必要がある。これは、対象を角膜に限定し、遺族の承諾を要件として、死体からの眼球の摘出を定めるものであった。しかし、その一〇年後の一九六八年（昭和四三年）には、一挙にわが国で、最初の心臓移植が行われた。それは、臓器移植時代の華々しい幕開けとして、当初は大々的に報じられたが、レシピエントの死後、ドナーの脳死判定やレシピエントの移植適応性などに疑問が提起され、殺人罪で告発されることになり、結局は証拠不十分で不起訴に終わった（和田心臓移植事件）。この事件は、わが国の臓器移植の歴史に残る最大の汚点として、その後も長く尾を引くことになり、現在もなお払拭されない「医療不信」の根源として、記憶されている。それはすでに克服された過去の亡霊にすぎないという見方もあり、そう思いたいところであるが、当時の移植の当事者からは公式の反省は聞かれず、日本移植学会や医学界からも公式の批判がなお避けられたままになっていることは、何としても理解しがたいところであるといわなければならない。

そして、この一九六八年当時に、日本移植学会の委嘱を受けた臓器移植法研究会がいち早く「臓器移植法要綱」を作成して、厚生大臣に法律の制定を要望するという動きも見られたのである。しかし、事態はそう簡単には進まなかった。

二　旧角膜腎臓移植法

心臓移植よりも前の、一九七〇年前後から、腎臓の移植が現実的な問題となり、最初は

「生体」からの腎移植（片方の摘出）が大半であったが、一九七〇年代後半からは、「死体」からの腎臓移植を推進するため、これを立法によって認めようとする動きが具体化するようになった。

この要望に答えるために制定されたのが、一九七九年（昭和五四年）の「角膜及び腎臓の移植に関する法律」であった。これは、角膜のほかに腎臓を移植の対象に含めるものであったが、「死体」（心臓死体）からの摘出である点で、遺族の承諾があれば許されるとする考え方に、特別の異論は見られなかった。ただし、摘出要件として、本人の意思よりも遺族の意思を優先させるような趣旨を含む点に問題があり、極端な場合には、本人が拒否していても遺族が承諾すれば摘出が可能とも解釈される余地を残していた。

実務的には、本人の意思が不明な場合には、遺族の意思によるとするのが、この法律の趣旨であったが、それは「心臓死体」からの摘出の要件として認められていたことを確認しておく必要がある。当時は、本人の自己決定権の思想は、相対的に弱かったのである。

なお、この法律は、新しい臓器移植法の制定によって、形式的には廃止されることになったのであるが、この新法の「経過措置」（附則四条）によって、当分の間、死体（心臓死体）からの角膜または腎臓の摘出については、旧法のルールを維持し、遺族の書面による承諾で足りると規定されたので、その趣旨は従来通り生きていることに注意しなければならない。新法は、後述するように、「脳死した者の身体」については、本人が書面により意思表示をし、遺族が拒まないときに臓器を摘出できる、という厳格な要件を定めているが、「心臓死体」からの角膜と腎臓の摘出については、遺族の承諾で足りるとする二つの基準（ダブル・スタンダード）を設けていることになる。このような区別があることと、その根拠を探ることが重要である。

三　新臓器移植法の立法化の前史

上述したように、角膜と腎臓については、「心臓死体」からの移植が可能であったが、この論理を心臓、肺臓、肝臓、膵臓などの臓器の移植にもそのまま適用することができないことは最初から明らかであった。そのためには、別の論理が必要になってきたわけだが、これを提供したのが、いわゆる「脳死状態」の出現と、その脳死状態からの臓器移植という新たな方法の開発であった。「脳死」状態とは、人間の精神作用の中枢である「脳」(大脳、小脳、脳幹)の機能がすでに不可逆な状態(脳不全)に達しているにもかかわらず、他の臓器(心臓、肺臓、肝臓、腎臓など)がまだ暫時その機能を維持している状態をさすのであるが、このことを医学的に可能にしたのが、まさに「人工呼吸器」の急速な発達であった。

たとえば、交通事故で脳震盪を起こし、意識不明(大脳障害)に陥った患者が、救急車で病院に運ばれるという場合を想定するとわかりやすい。脳の呼吸中枢(脳幹)に障害が及ぶと呼吸が停止するので、そこで「人工呼吸器」が装着され、他の臓器の循環機能を維持しながら、脳の原疾患の外科治療を行うことが医学的に可能となる。その結果、意識が回復すれば治療が成功したことになり、患者の福音は大きいのであるが、不幸にして意識が回復しなければ、二つの選択肢が待ち受けている。第一は、大脳の機能が回復せず意識不明のままであるが、脳幹は自発呼吸ができるところまで回復し、そのまま症状が固定してしまうもので、これが「植物状態」といわれる患者の場合である。その症状にも、程度と多様性があり、その予後をいかにカバーしていくべきかという点が、法律問題を越えて一つの社会問題となりつつあることに注意しなければならない。これは、移植問題の対象としてではなく、むしろいわゆる「尊厳死」の一場面として表れるのである。

次に、第二の選択肢は、大脳の意識機能のみならず、脳幹の呼吸中枢まで回復せず、脳が全体として機能不全に陥って、「死への一方通行」(ポイント・オブ・ノー・リターン)にまで達した場合であり、これが「脳死状態」といわれる。しかし、この場合にも、他の臓器の循環作用は人工的に維持されているので、この状態にある臓器を移植に利用することの可能性が、現実的な問題として急速に浮上することになった。そして、この「脳死状態」をもって「人の死」と認めることができるとすれば、これもまた「死体」からの臓器摘出として許されるのではないかという論理が台頭することになったのである。

こうして、「脳死」問題は、急速に医学界の関心事となる中で、すでに一九七四年には、日本脳波学会が独自の「脳死判定基準」を発表するという動きも見られたが、しかし、脳死を前提とした心臓や肝臓などの臓器移植に道を開くという可能性がわが国にも現実的なインパクトを与えるようになったのは、一九八〇年代になってからである。

一九八五年に、厚生省の研究班が「脳死判定基準」(いわゆる竹内基準)を公表したことをもって、その本格的な始まりと見ることもできるが、ここではまだ、「脳死は人の死」

であるという定義は、慎重に回避されたままであった。そして、一九八四年に実施された筑波大学での脳死状態からの膵臓・腎臓の同時移植の試みが、殺人罪として告発されるという法的に不安定な状態が続いていたのである（この事件は、新臓器移植法の成立後に、不起訴処分となった）。

しかし、一九八八年になると、日本医師会の生命倫理懇談会は「脳死と臓器移植についての報告」の中で、「脳死を個体死と認め、家族の承諾があれば臓器移植を容認する」という趣旨の提言をまとめ、日本医師会も、早々とこの答申を公式の見解とすることを決定してしまった。これに対しては、手続的にも内容的にも問題があるとして、医家からも法律家からも多くの批判が寄せられたのであるが、脳死論議一般については後述することとし、ここで一点だけ触れておきたい。それは、この報告が、現状では脳死を個体の死とすることに納得しない人も少なくないので、その意思を尊重して、納得の上で死の判定をするのが適当であるとして、死の判定に患者の意思を考慮するという方向を示唆していた点である。その論旨の不明確さと不徹底さを別にすれば、この「患者の意思の考慮」という発想は、自己決定権とも関連して、後述する新法の性格と一脈合い通ずる側面があったことに注目しておく必要があるからである。

進展しない事態を打開するために、一九九〇年には、首相の諮問機関である「臨時脳死及び臓器移植調査会」(脳死臨調)が設置され、二年間にわたる審議の後、一九九二年一月に答申が出されたが、前提となる「脳死問題」では、多数意見と少数意見との間に妥協し難い対立が顕在化することになった。この点についいては、後にまとめて検討するが、脳死状態からの臓器移植に関しては、良識に裏打ちされた臓器移植が推進され、それによって一人でも多くの患者が救われることを希望するとした上で、包括的な臓器移植法を制定することによって、臓器移植関係の法制の整備を図ることが望ましいという点では一致した。そして具体的には、脳死を含む死亡(時刻)の確定、臓器売買の禁止、本人の意思を最大限に尊重した臓器提供の承諾、変死体の取扱い等の規定について、その要否を含めて、検討されるべきものと結論づけたのである。

このように、臓器移植立法の必要性が正式に言及されたことの意義は大きかったといってよいが、その後の論議との関係で重要だと思われるのは、脳死臨調の答申自身が一貫して、「本人の意思を尊重した臓器提供の承諾」という原則をかかげていたという点である。

四　議員立法の動きといくつかの法案

一九九二年一月の臨調答申後も、厚生省自身が立法化を準備するという動きは見られなかったが、その代わりに、超党派の生命倫理研究議員連盟（中山太郎会長）が積極的な姿勢を示し、すでに一九九二年五月の役員会で、中山会長が提示したメモに基づいて衆議院法制局が第一段階でのタタキ台として提出した「臓器移植に関する基本的事項（検討メモ）」が審議の素材として提示されていたのである。

この「検討メモ」は、すぐには国会に提案されず、さらに、各党の関係議員からの意見を整理した上で、衆議院法制局が第二段階のタタキ台として提出したものにまとめ上げられた（一九九二年一〇月の第二次案）。そこには、すでに関係省庁からの回答も反映されており、将来の臓器移植法の基本的な枠組みと要件が「基本的事項」として指摘されていたのである。

ここでは、その基本的な内容として、法律の趣旨が、「脳死体を含む死体」または「死体（脳死体その他の死体）」からの心臓、肺、肝臓、腎臓、眼球等の臓器の移植にあるとし、「本人の意思の尊重」がうたわれてはいるが、実際の摘出要件としては、「本人の意思が不明な場合は、遺族の書面による承諾を受けているとき」でも可能である、としていた事実を指摘しておく必要がある。とくに、「脳死体」が「死体」と同一視されるとともに、承諾要件も、遺族の承諾で足りるとする「広い同意方式」をとっていたことが注目されるのである。

この「臓器移植に関する基本的事項」（検討メモ）の第一次案と第二次案は、脳死臨調の多数意見の線にほぼ沿った形で、「脳死を人の死」とする前提の下に、臓器移植の立法上の基本的事項を整理したものとして評価されたのである。しかし何よりも検討メモが、脳死臨調の少数意見を全く反映せず、むしろ無視する方向に進んだ点において、深刻な問題を孕むものであった。とくにそれは、次の二点において顕著であった。第一に、脳死臨調の少数意見は、脳死状態からの臓器移植を認めるものではあったが、「脳死を人の死とする」という前提には決定的に反対してゆずらず、したがって、第二に、臓器の摘出要件としても、何よりも本人の提供意思の存在を重視し、遺族の意思のみでは足りないという立場を鮮明にしていたからである。この対立は、やがて顕在化する可能性を最初から孕んでいたのである。

しかし、臓器移植法の基本原則に関するこのような対立関係は、各党の公式の態度がはっきりと表明されなかったこともあって、上述の議員連盟ないし議員内部では、不透明なままで顕在化しないという状態が続いていた。

ところが、この立法上の深刻な対立を顕在化させ、一般にも意識させたのは、すでに一九九一年一一月の段階で、民間の生命倫理研究会・脳死と臓器移植問題研究チームが作成し、公表した「臓器の摘出に関する法律」(試案)であったといってよい。これは、一三人のコアメンバー(石原明、勝又義直、酒井忠昭、立花隆、中島みち、中谷瑾子、中山研一、額田勲、勝島二郎、福間誠之、藤井正雄、丸山英二、水谷弘)の共同作業の成果であるが、脳死を人の死と決めることなく、脳死状態からの臓器摘出の要件を法案化した点に特色があった。そこでは、ドナーを「脳死者」ではなく「脳死状態の人」という形で慎重に表現するとともに、臓器摘出の要件としては、本人の承諾を原則とし、遺族の同意だけでは足りないとした点に、最大の特色が見られた。

この「試案」は、上述の生命倫理研究議員連盟による議員立法の動きとは別の、民間の専門家有志による法案であるが、実質的には、脳死臨調の少数意見の趣旨を代弁するものであって、それは、その後の日弁連の「臓器の移植に関する法律案に対する意見書」(一九九五年三月)、さらには臓器移植法案の国会上程後に、法案に対する反対・慎重派から提案された衆議院段階での「金田案」(一九九六年三月)、および参議院段階での「猪熊案」(一九九七年五月)へとつながる「対案」の嚆矢をなすものであった。また、それらは、脳死を人の死としない立場からの臓器移植法案であり、本人の意思表示を摘出要件とする「狭い同意方式」を原則とする点でも、共通の性格と流れに属することを確認しておくことが必要である。

一方、公式の立法作業としては、生命倫理研究議員連盟が最初に作成した「検討メモ」が国会提出を見送られた後、各党の意見を調整するために、衆参両院の厚生委員会の委員を中心とした「脳死及び臓器移植に関する各党協議会」が発足し、協議が続けられた(一九九二年一二月)。しかし、各党内の意見の集約が容易に進まないままに、翌一九九三年五月になって、野呂座長が、各党の合意のとりまとめを促進するために、具体的な「素案」

を準備し、これが「臓器移植法案（仮称）の骨子（協議会検討素案）」として、他の付属資料とともに公表されたのである。

この各党協議会検討「素案」の性格は、本来は各党の意見を持ち寄るための参考資料にすぎないものであったが、実際には各党の意見を取り入れて調整された「合意」の産物であるかのような誤解を招きかねないところがあったことは否定できない。

その理由は、この素案が、脳死は人の死であるとする前提に立ちながらも、「死体（脳死体を含む）」と定めるだけにとどめたことのほか、臓器の摘出要件についても、本人の意思が不明なときは遺族の意思表示で足りるとしながらも、「運用基準」として、その場合、遺族は本人の意思を忖度して判断することを求めるという形で、本人の意思を尊重する方向に配慮したものになっており、ある程度、野党への気配りを示したものとなっていたからである。

しかし、当時の社会党の党内論議を見る限り、脳死を人の死と認めることに反対し、さらに臓器移植に関する法律の制定にも反対もしくは時期尚早とする意見もある中で、少なくとも「脳死をもって人の死とする」という死の定義を置くべきではなく、さらに臓器提供は本人が提供の意思を文書で示している場合にのみ認められるとしていた点を考慮すれば、協議会検討素案のような線で各党の「合意」が形成されたことを積極的にうかがわせる形跡は存在しない。

ただし、それにもかかわらず、可能な限り各党間の対立を回避して、法案として「一本化」しようとする努力が追求されたのは、法案が最初から与野党一致の議員立法として構想されてきたという経過とともに、「議員立法」という形式をとれば、全会一致の法案は委員会提出法律とする慣行があり、厚生委員会の審議を省略して早期成立を図ることができるというメリットが考慮されていた結果でもあったといわれている。

この協議会検討「素案」に対しては、脳死説の立場から臓器移植立法を推進する論者が、その方向での各党の合意の形成を歓迎し、基本的に支持したのは当然であった。しかし、反対ないし慎重派の側からの意見としては、当時の日弁連会長阿部三郎氏の「声明」（九三年六月）が、脳死についての社会的合意が成立していないこと、ドナー本人の明確かつ自発的な意思表示を要件とすべきであることを指摘したほか、中島みち氏も、脳死状態の患者を「死体」と位置づけ、本人の意思表示のないときに家族の忖度で提供できるとするのは、家族への圧迫となり、許されないと批判していた（九三年六月一〇日朝日新聞論壇）。

しかし、一九九三年一一月から一二月にかけて再開された「各党協議会」は、脳死を人の死とする明文規定を置かないで臓器移植を認める方向で大筋の合意が得られたとし、作業部会が作成した「臓器移植法（仮称）要綱（案）」を提示して、立法への準備作業はさらに一歩前進した。その内容は、基本的に協議会検討「素案」の路線を踏襲したものであるが、医師は移植に使用されるための臓器を「死体（脳死体を含む）」から摘出することができるとし、本人の意思表示がない場合には遺族が書面により承諾していればよいとしつつも、本人の意思は尊重されなければならないという原則との調整のために、別個に、臓器提供手続に関するワーキング・グループによる「脳死体からの場合の臓器摘出の承諾等に係る手続についての指針骨子（案）」（一九九四年一月）を作成した。その内容は、臓器提供の諾否の意向の打診とその際の承諾意思の確認について、説明と任意性を確保するための手続的規定を定めたものであり、本人の意思を忖度して判断する際の基準まで具体的に例示したのである。

しかし、このような細かい運用基準の提示にもかかわらず、「脳死体」からの臓器摘出を認める原則と、遺族の承諾で足りるという原則自体に、なお異論がくすぶっていた。前者の原則については、さきがけ・新党の意見の中に、移植目的以外の場合の脳死判定は従来通りとするという指摘がなされていたほか、社会党内にも、脳死を人の死としないで移植を認める解決方法（違法阻却説）を再評価する動きも見られた。一方、後者の原則についても、社会党は依然として本人の意思表示を承諾の要件とし、公明党も本人の意志表示と遺族の承諾の両論を併記するなど、遺族の意思で足りるとする「要綱案」との間には、なおかなりの「ずれ」が見られたのである。

したがって、上述した「素案」と「要綱案」は、各党協議会の場で、各党の合意形成を促すためのひとつのモデル案にとどまるものであった。そして実際の各党協議会の場では、結局、立法の必要性についての大まかな合意は得られたものの、法案の内容についての最終的な合意には達することができないままに、各党協議会の審議は打ち切られることになった（九三年一二月）。この「要綱案」が、議員立法にふさわしい全会一致の「要綱案」であったというのは、全く事実に反するものであったことを、再度確認しておかなければならない。

ただし、その後の経緯を踏まえて回顧すれば、この要綱案の審議の段階で、当時の社会党案が、死の明文規定は置かずに、臓器移植のために「脳死体」からの臓器摘出を認めるという立場を明らかにしていた点は、注目に値する。それは、「脳死」を臓器移植の場面にのみ限定するという趣旨であって、その後の立法過程で参議院が最終的に採用することになった選択肢と実質的に符合するものであったといえるからである。

五 「臓器移植に関する法律案」の国会上程（一九九四年四月）

ところが、不思議なことに、上述の各党協議会の審議が打ち切りになる最終段階になって、あらたに「臓器の移植に関する法律案」が提示された。そして、この法案は、各党協議会では全く審議も検討もなされないまま、一九九四年四月に、森井忠良氏（社会党）を代表者とする有志議員の提案にかかる議員立法の形で、国会に上程されることになったのである。この法案が、各党協議会によって、各党合意の上で作成されて国会に提出されたものではなかったことに、あらためて注意しなければならない。

しかし、この法案も、内容的には、これまでの「素案」や「要綱案」と同様な基本路線にしたがって、これを法律にふさわしい形式に整えたものであった。つまり、この法案も、移植に使用されるための臓器を「死体（脳死体を含む）」から摘出することを認め、その際の摘出要件も、本人の意思が不明なときは遺族の書面による承諾で足りると規定していた。その他の点をみても、罰則規定が整備されたほかは、施行後五年を目途として再検討を加えるという規定が加えられた程度の修正にとどまっている。

この法案の審議は、他の優先案件の影に隠れて遅々として進まず、ようやく一九九四年一二月に法案の趣旨説明が衆議院本会議で行われたものの、厚生委員会での審議はなかなか始まらなかった。翌一九九五年六月に衆議院厚生委員会で参考人の意見聴取が行われ、これに引き続き地方公聴会（名古屋、仙台、福岡）が開かれたただけだった。しかも前後四回にわたり連続して会期末ごとに次期国会への継続審議になるという異常な状態が続き、法案の先行きはきわめて不透明な状態に陥っていた。

このように、この法案が国会上程に至った後も、予想外の審議の遅れと停滞状況に悩まされたのは、単に国会の内部事情とスケジュールの調整といった形式的な理由だけによるものとは思われなかった。そのことは、一九九四年一二月の提案説明および九五年六月の参考人意見聴取の際の論議の状況からも推測することができる。結論的にいえば、この法案は、形式的には各党の合意を前提とした問題の少ない議員立法のように見えながら、実際には、原則的で深刻な対立と矛盾を含んだ「対決法案」となる危険性を孕んでいたのである。

たとえば、国会で法案の趣旨説明をした森井議員は、その由来が超党派の生命倫理議員連盟や各党・各派の代表者から成る各党協議会などの場で検討と協議が重ねられてきたものであり、その内容は同協議会においてとりまとめられたものであるという経緯の説明をしているが、このような説明は、上述したように、現実を正確に反映したものとはいえない。たしかに、脳死状態からの臓器移植を認める法律を作るという点については、大方の一致は見られたといってよいが、いったん法案の内容に入れば、脳死を人の死と認めてよいかどうかという点についても、あるいは臓器摘出の要件として本人の意思表示を必要とするか遺族の意思でも足りるとするかという点についても、脳死臨調内に少数意見がすでにみられており、各党協議会でも容易に合意は得られなかったというのが、現実の姿であった。

むしろ、合意形成の困難さを残したまま国会の審議にかけられてしまったと理解するのが正確ではないかと思われる。法案に対する原則的な批判や異論は、公式的な賛成論に埋没することなく、提案者に対する代表質問の中でも、また参考人の意見の中でも、しばしば公然とした形で繰り返し主張されていたという記録が残っている。たとえば、金田誠一議員の代表質問では、自民・社会・さけがけ三党の、法案に「反対」ないし「疑問を持つ」立場からの質問であることを明らかにした上で、大政党が党議拘束を外して自由な議論を行うことは、憲政史上始めてのことであるとし、それは一面では「脳死は人の死である」と法律に規定することがいまだ国民の合意に達していないことの証左であるとし、議員立法という異例の手法で「脳死は人の死」と規定されることによって重大な問題が派生してきていると警鐘を鳴らしている。一方、山本孝史議員の質問でも、臓器提供の承諾手続における本人意思と家族の代理承諾の関係に問題があるとし、「本人の意思が最大限に尊重されなければならない」という原則に立てば、果たして家族が本人の意思を「忖度」して決めてもよいのかという点に重大な疑問があると指摘している。そして、結果として救急医療の現場に混乱がおこり、医療不信を増幅する危険があるという批判的な指摘がなされていた。

また、参考人の意見の中でも、弁護士の原秀男氏はかねてからの脳死臨調の少数意見を代表して、何よりも脳死説を前提とする解決には「社会的合意」がいまだできていないことを強調し、脳死臨調の最終意見の末尾にも、結論として、「人の死についてはいろいろな考え方が世の中に存在していることに十分な配慮を示しつつ、良識に裏打ちされた臓器移植が推進されることを希望する」という文言があったことを、あらためて指摘されていた。また、柳田邦男氏も、実際の体験を踏まえて、死に行くプロセスに強引な線引きをすることが死の青田刈りに至る危険を指摘し、むしろ家族側に自己決定の余地を残すような発想の転換が必要ではないか、という大胆な提言をされていたことが注目を引くのである。

このように、臓器移植法の立法は、その内容が明らかになるにつれて、一部推進派の楽観論を別とすれば、一つの社会問題として論議が広がる様相を呈してきていたといえよう。

六　臓器移植法案の修正（一九九六年六月）

一九九四年に国会に上程された議員立法による「臓器移植法案」は、肝心の衆議院厚生委員会における審議が全く進まないままに、およそ二年あまりの間、次期国会への継続審議の手続を繰り返すだけで、いわば棚ざらしの状態におかれていて、議事進行と法案成立の見通しも立たない状態におかれていた。

しかし、一九九六年の通常国会の終了直前になって、突然、重要な意味をもつ「修正案」がしかも提案者自身によって提起されるというハプニングが生じた。その背景と経過は、必ずしも明らかであるとはいえないが、結果的には、この修正が「法案」の性格と運命を決定づけるものとなっただけに、その内容と意義をできるだけ正確にフォローしておくことが必要である。

一九九六年の通常国会の会期を後わずかに残す段階になった五月末頃から、提案中の臓器移植法案の内容を修正しようとする動きが急に浮上してきた。新聞報道によると、この問題について与党三党が協議し、共産党を除く各党派で作る「生命倫理議員連盟」(中山太郎会長)が六月七日に総会を開き、修正案を準備して、六月一四日には衆議院厚生委員会に提出するというものであり、それは六月一九日の会期末を控えた段階での慌ただしい動きであった。

修正点は次の三点である。第一は、脳死者が生存中に臓器提供の意思を書面により表示している場合で、遺族が拒まないときに限り、臓器の摘出を認める。第二は、心臓死体からの角膜と腎臓の摘出については、当分の間、本人の意思が不明なときは遺族が書面により承諾した場合にも認める、第三は、施行三年後に法律全体を再検討する。

これは、懸案事項であった「脳死体」からの摘出という問題には手をつけずに、承諾要件の方を修正し、本人の意思表示に限るという方式(狭い同意方式)に限定した点に、最大の特色があった。周知のように、最初の「検討メモ」から「素案」、「要綱案」にいたるまで、承諾要件についての立法者の考え方は、本人の意思表示が不明なときは遺族の意思表示で足りるとする路線がすでに長く定着しており、本人の意思の尊重という原則との調和という観点を考慮しても、遺族が本人の意思を「忖度」する程度に緩和するという線までが限度であったことを考えると、修正案が、一挙に「本人の意思表示」に限定したことは、大胆でかつ画期的なことではあるものの、逆に、なぜ唐突にそのような修正が決断されたのかという点に疑問と戸惑いが生じるのは避けられなかった。

もちろん、法案に対する批判者は、この修正案を一般に歓迎したが、推進派（日本移植学会、患者団体）の側は、この修正案では、実際、移植の可能性が激減することになるとして、当惑と不信の念を隠さなかった。また、脳死説の論者からも、このような承諾要件の厳格化が脳死説と整合するかどうか疑問であるとし、また、脳死体と心臓死体との間で、当分の間であるとはいえ、承諾要件が異なることは、二種類の死を認めることになりかねず、理論的には矛盾があるという批判がなされたことに注意しなければならない（井田良、町野朔）。これは、承諾要件の修正自体に疑問があり、修正前の、遺族の承諾で足りるとする原則（広い同意方式）の方が、筋が通るとして評価するものであった。

しかし、提案者自身によるこのような修正案の提出は、法案の批判者の側にも、さらなる疑問を呼び起こさずにはおかなったことに注意すべきである。マスコミの評価は必ずしも一致しなかったが、当時の毎日新聞は、「修正案でも問題点は残る」と題して、修正案は一歩前進であるが、脳死を人の死とした問題点はそのまま残っているとし、「法律で脳死を人の死としなくても移植できる道を探れ」という声は根強いと指摘していた。日弁連の会長声明も、修正案には脳死問題についてなお根本的な欠陥があるとしていた。

しかも、重要なことは、この修正案を契機として、国会議員の内部に新たな動きが出てきたことである。それは、法案に対する慎重・反対派の動きにも火をつけることになり、「臓器移植法案に疑問を持つ議員の会」（志賀節代表）の会合では、「国民の感情に率直に耳を傾ければ脳死は人の死とはいえない」という意見が出て、厚生委員長に法案の慎重審議を求める要望書を提出したと報じられた（日経九六年六月一七日夕刊）。

それにしても、なぜこの段階になって、承諾要件の原則的な変更という重大な修正が突如提案されたのかという疑問は、依然として残る。そこには、おそらく、提案者自身が法案審議の予想外の停滞状況を憂い、この際、批判点の一部を認め、それによって「合意」の範囲を確保しつつ、何とか現状を打開して審議を促進したいという願いがこめられていたものと思われる。そしてまた、衆議院の厚生委員の意見の中で法案への批判点として一番目立ったのは、臓器提供の承諾要件が家族の忖度で足りるとした点にあり、本人の意思表示を前提とすべきだという意見がかなり多いという点が、修正案提出に際して考慮されたものと思われる。したがって、この修正案の提出は、決して提案者の気まぐれではなく、一定の計算に基づいていたものといえよう。

しかし、結果的には、この修正案もすぐには審議にのぼらず、九六年九月には衆議院が解散となって、法案はいったん廃案になるという運命を辿ったのである。

七 「第一次修正案」の国会上程と衆議院での採決

この修正案は、総選挙後の一九九六年一二月に開かれた臨時国会に再提出された。これを衆議院の「第一次修正案」と呼ぶが、その提案者は、かつてからの生命倫理議員連盟の中山太郎会長であったため、「中山案」とも呼ばれることがある。

しかし、この「中山案」も、すぐには審議に付されることなく、衆議院の厚生委員会で実質的な審議が始まったのは、一九九七年に始まった通常国会の会期はじめの三月一八日からであった。それは、一九九四年の法案提出以来、実に三年ぶりの本格的な審議入りを意味するものであった。

その後、衆議院厚生委員会における審議は六回、計二六時間に及んだが、容易に合意には到達できず、かえって、一七人から成る「脳死を人の死としない臓器移植法をめざす議員の会」(金田誠一会長)が新しく発足するなど、足並みの乱れが次第に顕在化していった。そして、三月末には、脳死を人の死としない立場から臓器移植を認めるという趣旨を盛り込んだ「金田案」が厚生委員会に提出され、委員会では二つの対立する法案が審議の対象になるという異例の事態が出現したのである。

しかし、厚生委員会は、結局、委員会としての結論を出せないまま、審議を四月一八日に終了し、委員会としての採決は省略したまま、一挙に衆議院本会議で採決に付するという方向に傾いていった。これは、長い継続審議のあと、ようやく審議入りしたばかりのこの法案を、自民党が、早々と四月中には衆院で採決するという方針を固めたためであり、ここで事態は急転して、緊張した非常事態に突入していくのである。

自民党や新進党など大政党が初めて党議拘束を外した上で、一挙に衆議院本会議で「自由投票」による採決を行うという異例の手続になったので、結果の予測が困難となり、一時緊張した雰囲気が見られたが、しかし採決の結果、「中山案」が賛成三二〇票、反対一四八票で可決された。一方、「金田案」は少数で否決された。中山案が、当初の予想を上回る三分の二の多数で可決されたのである。

しかし、そこにはいくつかの問題が存在していた。まず、事前のマスコミの予測では、中山案が過半数に達するかどうかは、むしろ疑問視されていたのである。結果的にその予想が外れたのは、自民党と新進党の二大保守政党の議員が、全体として賛成に回ったからで、保守と革新の党派性の枠を打ち破る新しい勢いとはならなかった。対案である「金田案」の方が先に採決され、大差で否決された後での本案の採決であったという手続的な事情が賛成票を増やす結果になったと思われるが、最大の問題は、「中山案」が、上述したように、本人の意思表示に限ると承諾要件を厳格な方向に修正していた後なので、「金田案」との間にはっきりした相違が顕在化せず、脳死を人の死と認めるかどうかという論点についても、その具体的な相違を、一般の議員が正確に理解することは、時間的にも困難であったという点にある。「金田案」は、採決の直前の三月末に提案されたばかりで、その内容と特色が十分に周知されていなかったのである。

むしろ、「中山案」の提案者としては、「金田案」などによる批判や疑問点の指摘がこれ以上広がらない間に、採決を急ぐ方が有利との判断が働いていたものと思われる。この点で、不可解なのは、衆議院厚生委員会での処理の方法であって、厚生委員会では二つの法案をめぐって賛否両論がたたかわされ、論点がかなり煮詰まっていたと思われるにもかかわらず、結局は、委員会としての採決を省略してしまい、直接本会議での採決に委ねてしまったという無責任な対応ぶりであった。これは、専門の委員会としての任務を放棄したに等しく、何のための審議だったのかを疑わしめるものであったといわなければならない。審議状況の情報も公開されず、論点の整理もなされないままに、いわば白紙の状態で本会議に法案を丸投げしてしまったことが、結果的に党派的で感情的な採決という数の論理で、冷静な論議を押し流してしまう最大の原因になったといえよう。

厚生委員会に所属する委員と一般の議員の間の意識の落差が大きかった点についても、指摘しておく必要があろう。推進派の議員も、法案に対する議員の関心の低さを嘆いており、厚生委員会としては、二度にわたって法案や関連資料を全衆議院議員に配付し、参考人質疑への傍聴を呼びかけたにもかかわらず、実際に傍聴にあらわれた議員の姿はわずか数人であったといわれている。そして、実際に法案の採決が行われた本会議の議場でも、私語や笑い声が絶えず、このような状況の中でひとつの「死」が決められてよいのかという思いがしたと報じられた（一九九七年四月二五日朝日新聞社説）。

人生観にもかかわる重大法案であってみれば、出席して採決に加わった各議員のひとりひとりに、その結論と理由を文書で書き残してほしかったという感を深くする。

しかし、ともあれ、結果的に、「中山案」は、衆議院で三分の二の多数で可決されたのであり、一般には、これで法案の運命は決まったと思われたのである。

八　参議院での法案審議の開始

一九九七年四月二四日に、「中山案」が衆議院本会議を通過したことによって、臓器移植法案の帰趨はほとんど決まり、あとは五月の連休明けから始まる参議院の審議でも、同様な手続によって中山案が採択され、法律として成立するであろうとの見通しが強くなった。それが、一般の法案に見られる通常の経過だったからである。しかし、実際には、参議院の段階で、全く予想外の波乱が待っていたのである。

まず、参議院での審議は、連休が終わってもなかなか開始されず、ようやく五月一九日に本会議で法案の趣旨説明が行われた。ところが、この最初の段階から、すでに衆議院で大差で否決されて葬り去られたはずの「金田案」とほぼ同様の趣旨の「脳死を人の死としない」という対案が、提案者の名を冠した「猪熊案」として提案されるとともに、衆議院のような拙速な採決は避けるという姿勢から、再度の実質的な検討が始まることになった。その背景には、衆議院での「中山案」の採決後になって、かえって慎重論が台頭し、一種のゆれもどし現象の中で、以後の審議が一種の足踏み状態に陥ったことを示す前兆がみられたのである。

参議院には、この問題を特別に審議する委員会が設置され（竹山委員長・自民党）、審議が始まったが、六月の始めの時期になっても、実質的には二回、計六時間しか審議されないままの状態におかれ、他の政府提出法案を優先するという与党の方針から、臓器移植法案は、いったんは次期国会に継続審議になるという見通しさえ報じられた。しかし、結局、この方針は数日後に撤回されて、審議は再開されたものの、先行き不透明な状況に陥っていたのである。

ただし、その間に、注目すべき二つの動きがあった。第一は、衆議院採決のあと、参議院での法案審議の段階で行われた新聞の世論調査の動向である。そこでは、「中山案」のように、脳死を人の死と認めること、および脳死を人の死と法律で決めることに賛成がいずれも四〇%にとどまり、一方、人の死は心臓の停止であるとする者(四八%)、および法律で脳死を人の死と決めることに反対する者(四二%)よりも下回るという結果が出たのである(九七年五月二七日朝日新聞)。これは、法律で脳死を人の死とし、これを法律で決めることに反対する世論が根強いことを示すものであった。

第二は、すでに五月下旬の段階で、参議院自民党自身が、中山案と猪熊案のほかに、両者を折衷する第三案を提出する方向で調整を進めているいわれ、その内容は、脳死を人の死と規定しないことを前提に、臓器摘出の条件をより厳しくするという方向のものであると報じられたことである(九七年五月一七日朝日新聞)。これが、結果的には、最終法案となった参議院「第二次修正案」の源となったものと思われる。

なお、「中山案」の衆議院通過後になって、かえって慎重論が台頭した背景の一つとしては、それまでまとまって反応を示してこなかった宗教団体等が、動きだした臓器移植法案に対して慎重審議を求める方向で発言し始めたという事情もあり、それらの団体の参議院議員への影響も無視し得ないものがあったといわれている。

こうして、本格的に審議入りした参議院の特別委員会では、すでに採決ずみの「中山案」の形式的な再確認という方向をとらなかったばかりではなく、中山案と猪熊案を二つの選択肢として考慮し直した上で、二者択一としてその賛否を多数決で決するという方法を採用することもせず、むしろ両案を接近させ妥協を図るという方向が模索され始めていた。これは、衆議院の厚生委員会や本会議での、少数意見の切り捨てに通じる「多数決」による決着という方法とは、明らかに違う解決方法であったといえよう。

ただし、この段階では、妥協案といっても、脳死を人の死とする中山案を前提とすれば一律に行われるはずの脳死判定が、脳死に反対する家族はこれを拒否することができるようにし、さらに家族の承諾を要件とすべきではないかという形で従来から主張されていたものであり、この「拒否権方式」については、すでに私自身が、アメリカのニュージャージー州法の例をあげて、妥協案の一つのモデルとなり得ることを指摘していたものである。

そして、実際の運用面については、法案の提案者も、厚生省の局長も、脳死判定を強制することはないと認めていた。しかし、参議院における両案の妥協は、このような運用の確認を越えて、脳死を人の死と認めること自体への修正へと動いていったのである。

九　参議院「第二次修正案」の浮上とその経緯

一九九七年五月末から六月の初旬にかけて、参議院自民党（幹事長・村上正邦）の内部で、中山案でもなく、猪熊案でもない「第三案」を模索する動きがあると報じられるようになり、しかもそれは脳死を人の死とは規定しないことを前提とする方向であるというものであった。しかし、中山案自体も、脳死が人の死であると法律に規定したものではなかったので、その修正案がどのような性格と内容をもつものであるかは、当初は必ずしも明確なものとはいえなかった。

しかし、六月七日の新聞報道によれば、参議院自民党がまとめた修正案の内容は、中山案にあった「脳死体」という表現を「脳死した者の身体」というやわらかな表現に改めたほか、臓器提供の前提である脳死判定の条件も本人の意思表示を要件とするよう、より限定的にするというものであった。そして、この修正案は、脳死を一律に人の死と位置づけることを避け、脳死判定を希望する人に限って実施することで、脳死を人の死と認めない人に配慮した点で評価できるというコメントが付されていた（九七年六月七日朝日新聞）。これは、すでにこの段階で、最終案の内容をほぼ正確に伝えていた点で、注目されるものであったといえよう。

しかし、このようにして浮上し始めた修正案については、一方では、それが「法律で一律に脳死を人の死と決めるべきではない」という世論の批判に答えるとともに、患者・家族の脳死判定への拒否権を認めることによって救急医療の現場の混乱を防ぐという点で、肯定的に評価された（一九九七年六月一一日毎日新聞）。しかし他方では、「臓器を提供する人は脳死、提供しない人は心臓死となり、二つの死の概念が認められることになる」という疑念も内部から生じることになった。そして、この疑念は、客観的であるはずの「死」の概念が、提供者を含む患者の意思によって相対化されてしまい、遺産相続などの面で不都合が生じるのでないか、あるいは臓器移植以外の場面での脳死判定はどうなるのか、といった形で、反対派からの批判を呼び起こした。

この段階で、参議院の特別委員会がとるべき選択肢は、二つあった。第一は、脳死を前提とした「中山案」と、逆に脳死を前提としない「猪熊案」を並列し、両者を多数決で採決すること、第二は、何とかして両案を調整して、「第三案」をまとめることであった。結果的には、第二の道が選ばれたのであるが、しかしその場合にも、すでに衆議院で「中山案」が多数決で採択されているという状況の下では、全く新しい「第三案」を作っても、成立する現実的な可能性がないことから、残された道は、「中山案」にどのような形で「修正」を施すかという点に絞られていた。選択肢は、すでに狭い枠の中でのみ残されていたのである。

この限られた期間における参議院の「第二次修正案」の成立の経緯については、最近公刊された、中島みち氏の「脳死と臓器移植法」(文春新書、二〇〇〇年)の中に、「参院での逆転」という形で、その裏面史が描かれている。そこでは、六月一三日に、大木浩議員(参議院自民党政策審議会長)ら超党派の参議院議員有志の主催する「臓器移植法に関するシンポジウム」が開かれ、中島氏が主張した「臓器移植の場合にのみ脳死状態を死体とみなす」という提案が披露され、特別委員会の委員の間に広がったこと、またそれまで一貫して、脳死を人とする立場から法案を推進してきた中心人物である中山太郎議員が、修正案の出現にいったんは強く反対しつつ、しかし結論的には、参議院では「脳死は人の死」への抵抗が強いので、国会対策上、法律で明確に脳死を人の死と確認するのは移植目的の場合に限定するだけのことだとして、あえて賛成したのではないか、といった事情が指摘されている。

このうち、前者の点については、第二次修正案の内容が最後まで意識的に伏せられていたという事情もあって、その経緯はきわめて微妙であった。しかし、脳死を臓器移植の場合にのみ認めるという発想は、上述した一九九三年当時の各党協議会内における社会党の意見の中にも主張されており、また一九九四年に国会に上程された最初の法案に関する参考人意見聴取の中の柳田氏の意見の中にも姿を見せていたものであって、決して唐突に現れたものではなく、そこには何よりも一律に脳死を死とすることを防ぐという最大のねらいがあったことは明白である。中島氏もこの点を強調し、「第二次修正案」によれば、「臓器移植以外の場では死は従来どおり」となり、心臓死に逆転することになったと評価されたのである。

しかし、もしそのことが明白であれば、後者の点については、なぜ中山案の提案者自身が、いったん衆議院本会議を通過した「中山案」の基本的な出発点であったはずの脳死説の前提を動揺させるような「第二次修正案」を早々と抵抗なく受け入れたのかという疑問は、依然として残ることになる。この点は、中山氏がかつて、わざわざ「第一次修正案」を提案して、本人の意思が不明なときは遺族の意思で足りるとした広い臓器摘出要件を、本人の意思表示に限ると狭くしたのはなぜかという点とともに、臓器移植法の立法過程における二つの疑問点として留保しておきたい。いずれも、当面の審議を進め、ともかくも法案の成立を目指すための妥協という側面をもってはいるが、論理的な筋としては理解し難いものがあることは否定できない。

一〇　参議院「第二次修正案」の審議と採決

参議院の「第二次修正案」は、「関根案」と呼ばれたが、これは、それ自体独立した案ではなく、あくまでも第二の「中山修正案」であったことに注意しなければならない。もしそうでなければ、憲法に従い衆議院で、「中山案」が再議決される可能性の方が大きかったからである。

この第二次修正案（以下修正案）は、結局、六月一六日になって、参議院の特別委員会で集中審議されたのであるが、その直前まで、法案の内容が細部まで確定せず、一般にも公表されないままという不安定な状況が続いていた。しかし、「関根案」の基本的な性格が、脳死を臓器移植の場合に限定することで、脳死を一律に人の死とすることを避けるものであるという認識はすでに一般化しており、中山案の提案者も、猪熊案の提案者もこれに同調するという形で、急速に「合意」が形成されるという状況が生まれた。

六月一二日には大阪と新潟で地方公聴会が、一三日には東京で中央公聴会が開かれたが、その趣旨はきわめて不徹底で、かつ内容的にも、ちぐはぐのものであった。私自身も、新潟の公聴会に参加したが、資料としては「中山案」と「猪熊案」のみが配付されて、修正案の内容は伏されたままであったにもかかわらず、実質的には、修正案を念頭においた質疑に関心が集まっていた。移植医や患者団体の代表は、依然として脳死を人の死とした中山案の早期成立を訴える点で共通していたが、法律家の間からは、問題となっている修正案のもとでは、同じ脳死状態が、臓器提供の場面かどうかによって、あるいは患者・家族の主観的な意思の有無によって、生体であったり死体であったりすることになり、二つの死を認めることになって法的不安定を招くのではないかという原則的な疑問が提起された。私自身も、この修正案の意図と妥協案としての性格を理解しつつ、しかし、二つの死を顕在化させるのは妥当でなく、移植以外の場面との整合性を図るための論議が必要であると指摘した。

しかし、結果的には、その数日後の六月一六日に、超党派の有志議員による修正案〈関根案〉が参院の特別委員会に正式に提案され、集中審議ではあったが、三時間半の審議の後、即日に可決され、翌六月一七日には参議院本会議で可決、直ちに衆議院に回付されて本会議で可決、足早やの駆け込み成立となった。こうして、懸案の臓器移植法は、「あっ」という間に一挙に成立したのであるが、しかし、その過程において、いくつかの問題があったことを指摘しておかなければならない。

まず、第一点として、最終的に提案された「第二次修正案」は、「中山案」のどこを修正したのかという点を明らかにしておく必要がある。最も重要な修正点は、法案の第六条の「臓器摘出」の要件として、中山案が、摘出の対象を「死体（脳死体を含む）」としていたのを、修正案では、「死体（脳死した者の身体を含む）」と書き換えた上で、「……「脳死した者の身体」とは、その身体から移植術に使用するための臓器が摘出されることとなる者であって、脳幹を含む全脳の機能が不可逆的に停止するに至ったと判定された者の身体をいう」と移植目的の場合に限定したことにある。修正案は、さらに、患者本人による臓器提供の書面による承諾とともに、脳死判定についても書面による承諾を必要とすることを要件に加え、判定手続についても詳しい規定を置いたのである。

次に、第二点として、この修正案をめぐって、参議院の特別委員会で、どのような論議がなされたのかを明らかにしておかなければならない。三時間半に及ぶ審議にもかかわらず、修正案の内容が十分に煮詰まったとはいえないまま、議員からは拙速審議への懸念も相次いだが、何よりも法案を会期内に成立させようとする声にかき消されて、採決が急がれたという経過がある。しかし、その質疑からは、少なくとも、以下のような問題点を読み取ることができよう。

(1) 修正案は、臓器移植の場合にのみ脳死を人の死と認めたのか

提案者は、本法は臓器移植法であるから、移植以外の場合とは関係がないとして、この点を正面から明言することを避けてはいるが、「脳死した者の身体」とは移植が予定されている者の身体をいうとする限りで、一般に脳死を人の死とするものではないことを認めていたといえよう。

(2) 修正案は、中山案とはどのような関係にあるのか

提案者は、修正案も部分的にせよ脳死を人の死とする点で、中山案と共通すると説明しているが、脳死を一般に人の死とすることを承認しない点で、中山案とは異質であり、むしろ猪熊案の修正案ではないかという側面も存在する。

(3) 修正案が「脳死した者の身体」を死体に含めた根拠は何か

提案者は、脳死を人の死とする社会的合意はないが、移植の場合に限って本人の臓器提供意思と脳死判定にしたがう意思を条件として、「死体」として扱うことには社会的合意があると説明している。しかし、自己決定権によって「死」を創設するのかという質問には、明確な答弁を避けた。

(4) 脳死判定にしたがう意思表示がなぜ加えられたのか

提案者は、臓器提供の意思だけでは、脳死からか心臓死からかが不明なので、脳死からの提供意思であることを示すためと答えているが、むしろ脳死判定にしたがう意思とは、脳死判定の結果を自己の死として受け入れる意味を含むとされた点が重要であろう。

(5) 移植以外の場合にも脳死は波及するのか

提案者は、具体的な問題として、一般の救急医療における脳死判定は従来通りで変わりがないことを認めた。しかし、それは二つの死を認めるものではないという結論を繰り返すにとどまった。なお、本法で「死体」とされたものは、他の法令でも死体として取り扱われるとし、検視手続や民法の相続問題にも波及することを認めた。

以上のように、修正案の性格と内容には、いまだ不明確な部分が残されていることは否定しがたいといえよう。

次に、第三点として、修正案の採決とその結果についても、明らかにしておく必要がある。それは、以下のような経過であった。

六月一六日に、参議院の特別委員会は、自民党、平成会、社民党、民主党、新緑風会の議員七人の共同提案にかかる修正案について採決したが、その結果は、賛成二二三、反対一一であった。自民党は全員が、平成会は八割近くが賛成し、社民党と民主党・新緑風会は賛否が別れた。そして、共産党、二院クラブ、自由の会、新社会党は反対した。ここでも、意外にも、党派色があらわれている。

六月一七日に、参議院本会議において採決が行われたが、その結果は、賛成一八一、反対六二で可決された。猪熊議員は欠席したが、猪熊案の発議者（二五人）の大部分は反対の票を投じている。一方、衆議院に回付された修正案は、本会議で採決されたが、その結果は、賛成三二三、反対一四四で可決された。数的に見ると、さきの「中山案」に対する賛否とほとんど異ならないが、それは中山案の提案者がすでに参議院の修正案に賛成することを決めていたために、ほとんどがそのまま修正案にも賛成した結果だと思われる。

最も不可解なのは、上述したように、なぜ中山案の提案者がこのような修正案に賛成したのかという点であるが、結果的には、それが中山案の当初の出発点を放棄し、二つの死を認めるというジレンマに逢着するにもかかわらず、ともあれ臓器移植の場面では脳死を死とする形で脳死移植を認めるという点において、賛成したといえよう。一方、この修正案は、脳死を一律に人の死としないとした点で、金田・猪熊案の支持者からも評価されたが、それが移植の場面に限定したとはいえ、なお脳死を人の死として扱うことによって、二つの死を認めることになるのは疑問だとして、反対票を投じた。この賛否の分かれ方は、その実際的な効果から見れば、むしろ逆の関係にあったように思われるのである。

こうして、参議院での修正案は、脳死を一律に人の死とすべきではないという世論の動向を無視できず、しかしこれを完全な中間案としてでなく中山案の修正案として構成せざるを得ないという手続的な要請なども加わって、結果的には論理的な整合性よりも法案を成立させるという現実的な必要性を優先させた政治力学の結果として成立したものと評価し得るであろう。

（第三章の文献）

中島みち「脳死と臓器移植法」文春文庫、二〇〇〇年、二七頁以下

中山研一「安楽死と尊厳死」二〇〇〇年、一頁以下

同　　「脳死移植立法のあり方――法案の経緯と内容」一九九五年、一七頁以下

同　　「臓器移植法の成立過程」中山＝福間編・臓器移植法ハンドブック、一九九八年、三頁以下

第四章　脳死論議との関係

さて、臓器移植は、最初にも述べたように、必ずしも「脳死」を前提とする場合に限られず、「心臓死体」からの角膜や腎臓の移植もあれば、「生体」からの一方の腎臓の移植、または肝臓の部分移植も行われている。

しかし、臓器移植にとって象徴的ともいえる「心臓移植」を例にとれば、それがもはや従来のような「心臓死体」からは絶対に摘出不可能であり、摘出しようとすれば、その摘出行為自体が「殺人」に当たることからも容易に理解することができるであろう。同じことは、心臓だけでなく、肺臓、肝臓（全体）、膵臓などの主要な臓器についても妥当する。

つまり、これらの一つしかない主要な臓器については、「生体」からも「死体」（心臓死体）からも摘出することは、論理的にも実際的にも、不可能であった。ところが、この不可能を可能にする条件が、近代医学の中から生まれたのである。それが、「脳死」状態の発見とその臓器移植への応用であった。

その論理は、意外に単純で明快なものである。それは、これまで人の死は、心臓の拍動と、肺臓の呼吸の不可逆的停止、および瞳孔反応の消失という三つの徴候によって判定されることで、全く異論がなく安定していたのであるが（三徴候説）、最近の医学・医療の発達、とくに人工蘇生術の発達によって、放置すれば停止するはずの心臓や肺をかなり長く人工的に動かし続けることが可能になったことに由来する。そのために、たとえば脳挫傷で救急病院に運ばれた患者が、人工蘇生術が働いている間に、脳挫傷の手当てがなされ、脳の機能が回復すれば、それまでは救命できなかった患者の救命が可能になるという進歩がもたらされることになった。

しかし、問題は、脳の機能が回復しなかった場合であり、そのときは、脳の機能は不可逆的に停止しているにもかかわらず、人工呼吸器によって心臓と肺の活動は人工的に維持されているという状態が発生する。これが「脳死状態」と呼ばれるものであるが、そこでは、脳の機能は完全に停止して元に戻らないにもかかわらず（ポイント・オブ・ノー・リターン）、心臓と肺はなお人工的に動いているという分離現象が見られるのである。

そして、もしこの「脳死状態」（厳密には、超重症脳不全）を「人の死」と見ることができるとすれば、一方では、人工呼吸器を外すことも、他方では、脳死状態でなお動いている心臓や肺を移植のために摘出することも、どちらも殺人とはならず、「死体」に対する処理として許される可能性が開けることになる。これが、脳死を人の死と認める「脳死説」

から得られた最大の効果であったということができる。

脳死説の論者は、脳死が人の死であることは、それ自体として、近代医学に基づく科学的な帰結であって、その定義が実際の医療の場面で、人工呼吸器の取り外しや臓器移植に応用されたにすぎないというのであるが、社会生活上の現実的な必要性という観点からすれば、脳死を人の死と認めることの必要性が自覚されたのは、人工呼吸器による蘇生という極めて限られた場面での「脳死状態」の評価方法にかかわっており、それと無関係な大部分の場合には、従来の「三徴候説」がなお支配的に妥当しているのである。

したがって、一般的に「脳死は人の死か」という問題を立てて論議すること自体に、すでに問題があるといわざるを得ないのであるが、しかし、少なくとも「心臓移植」を認めようとすれば、その前提として、「脳死状態」が生か死かという問題を避けては通れないという深刻な問題性があることは認めざるを得ないであろう。

さて、以上を「前置き」として、以下では、わが国における「脳死論議」の状況を概観し、これを歴史的な経過を踏まえながら整理することによって、現状とその問題点を明らかにしてみたいと思う。

一　脳死論議の台頭とその背景

「脳死」という概念の由来はかなり古いといわれているが、実際に問題になったのは、一九六七年の南アフリカにおける世界最初の心臓移植以来のことであり、すでにその翌年の一九六八年には、日本で始めての心臓移植手術が札幌医大で行われた。

すでにこの段階で、「脳死」を人の死亡とし、「脳波の停止」をもってそれを認定しようとする考え方が実際的必要性から台頭し、アメリカではハーバード大学基準（一九六八年）が、わが国では日本脳波学会基準（一九七四年）が公表された。脳死とは「回復不可能な脳機能の喪失」であるという基本的な考え方が打ち出されたのである。

しかし、和田心臓移植（一九六八年）が提供者の「死」の判定と時期をめぐって「殺人」の疑いで告発され、不起訴処分になってからは、わが国では心臓移植が一種のタブーとなり、脳死説も鎮静化するとともに、批判的な見解もあらわれてきた。

しかし、一九八〇年代になると、諸外国からの遅れを取り戻すために、日本でも心臓移植の再開を目指す動きが移植医の間で高まり、当時のマスコミもこれを好意的に報道するようになった。一九八五年には、厚生省の「脳死に関する研究班」の全国調査報告書が出されるとともに、新しい「脳死判定基準」（いわゆる竹内基準）も公表されるなど、この問題へのインパクトは大きな高まりを見せたのである。

最初、この「脳死」をめぐる問題は、医学に固有の問題であって、医師が医学的判断に基づいて「脳死」を人の死と判断すれば、法的にもこれを認めてもよいのではないかという単純な肯定説が主張され（医学追認説）、法学者の間にも「脳死説」の論者が増える傾向にあったが、一方では、医学者の間にも「脳死」を人の死とすることに反対する見解があることが判明するとともに、脳死判定基準の確実性、脳幹死と大脳死の関係、死亡時刻の定め方、脳死説と三徴候説との関係、患者の意思の評価、社会的合意と立法化の問題など、慎重に検討を要すべき多くの問題のあることが自覚されるに至ったのである。

それ以後、一九八〇年代の後半から一九九〇年代の前半にかけて、とくにわが国では、この脳死をめぐる問題が集中的に論議されるようになった。私自身も、その時期の脳死論議を検討したものとして、二冊の著書を残している（脳死・臓器移植と法、一九八九年。脳死論議のまとめ、一九九二年)。

しかし、ここでは、その当時の脳死論議に大きなインパクトを与えたものとして、とくに、唄孝一氏のいわゆる「アルファー期説」と、立花隆氏の「脳死論」の二つをあげておきたい。

まず唄氏は、比較的早い段階から、脳死状態が、生でも死でもない「アルファー期」であるとし、「死につつある」状態の処分を本人および遺族の承認にかからせるという趣旨の主張を展開されていたが(一九七一年)、その後、それが死の概念の相対化を伴うほか、生死についての人々の常識と調和しない点を考慮して、この考え方を自ら凍結された(一九七八年)という経緯がある。しかし、その後の脳死論議の推移を見れば、脳死を一元的に「死」または「生」と決めつけてしまうことには、多くの困難やジレンマを伴うことが自覚されるにつれて、この初期の問題提起には依然として重要な意味が含まれていたことが、とくに、上述した臓器移植法案の最終的な決着点との関連において、あらためて想起される必要があるように思われる。なお、唄氏自身は、その後も、一方では、脳機能の不可逆的な喪失を確実に判定し得るのか、また他方では、それが社会通念や国民感情に合致し得るのかという疑問を提起され続けられたのである。

次に、この時期に、わが国の脳死論議を一挙に社会的な関心事にまで引き上げ、大きなインパクトを与えたものとして、立花隆氏の「脳死論」（一九八六年）をあげておかねばならない。これは、当時の中央公論誌上に連載されたものであるが、著者の意図としては、「脳死」の実態がいまだ未解明であり、医師の間にもなお強い異論があるにもかかわらず、これを社会的受容の問題として理解する前に、「脳死は果たして本当に人の死なのか」という点を、論理的・倫理的に追求すべきであるとするものであった。そして、結論的には、脳の「機能死」ではなく「器質死」を問題とすべきであって、厚生省研究班の「脳死判定基準」（竹内基準）では不正確であるとの批判が展開された。しかし、これに対しては医学界からの反応は鈍く、立花氏の「脳死再論」に対しても、本格的な反論がないままに、公定の「竹内基準」が支配し続けるという不可解な現象が定着している。

しかし、脳死判定基準の問題は、聴性脳幹反応などの補助検査を付加するという形で部分的に処理される方向に動きつつあるものの、社会的合意の問題は最後まで尾を引いたままである。

二　日本医師会生命倫理懇談会報告の脳死論

この懇談会は、一九八七年に中間報告を出した後、一九八八年に最終報告を出したが、ここでは、脳死論に関係した部分のいくつかの特色に触れておくことにする。

第一は、本報告書が、脳の死を個体の死と認めてよいとする「脳死説」の立場から出発して、「脳の不可逆的な機能喪失」を「竹内基準」で判定することで足りるとしている点である。大脳死の考え方では、植物状態も含まれるので広すぎ、脳幹死では逆に狭すぎるので、大脳と脳幹の両者の死を含む「全脳死」の立場が妥当であるとするとともに、脳の器質的な死までを脳の血流停止の検査で確かめる必要はないという理由で、「器質死」ではなく、「機能死」で足りるとしているのである。

しかし、この点については、脳の機能喪失がたとえ医学的に確定できたとしても、それを「人の死」としてよいかという点がなお根本的に問われているほか、「全体としての脳の死」を「脳の全体死」と同一視する点に、竹内基準の「機能死」説の決定的な誤謬があるとする「器質死」説（立花）からの批判を免れることはできないであろう。なお、この点では、竹内基準の「補遺」が、聴性脳幹反応や視覚誘発反応などの補助検査が本来不要であり、場合によっては、煩瑣で過剰でもあるとしていた点にも注目する必要がある。

第二は、この報告書の最大の特色として、脳死は個体の死であるとしつつ、しかし脳死の判定に当たっては患者側の意思を考慮するという考え方を打ち出した点である。死の判定は、本来は医師によって客観的になされるべきものであるが、現状では脳死を個体死とすることに納得しない人も少なくないので、その意思を尊重して、納得の上で死の判定をするのが適当だとするのである。この点は、脳死の判定が患者の意思によって左右されるのではないかという重大な問題を含んでいるが、それ以上の説明はなされていない。

それは、患者に脳死の選択権（自己決定権）を認めたかに見えるのであるが、患者の同意は要件ではないとされているので、運用上の配慮にとどまるものとも解され、その趣旨は必ずしも明らかではない。しかし、この点は、その後の臓器移植法が明確に脳死判定への提供者の同意を要件としたことにつながる側面を有していたといえよう。

第三は、脳死の社会的合意という問題について、立法化が必ずしも必要でないとしつつ、脳死の医学的な承認がやがて社会的承認をもたらすであろうという楽観論を展開している点である。しかしここでも、脳死を是認する人には認め、是認しない人には認めないという構成によって、社会的合意が得やすくなるという説明がなされているのが注目されるところである。ただし、脳死に対する不安と懸念に対する対応については、世論の教育と啓蒙の必要性が語られるのみで、医師への信頼の回復についてはほとんど触れるところがないのも、本報告書の決定的な限界を示しているといえよう。

当時の論調としては、この報告書によって、脳死を前提とした移植にゴーサインが出たのではないかといった観測もなされたが、結果的には、日本医師会が早々とこの報告書を承認しただけで、それ以上に事態を大きく動かすものとはならなかった。

また、一九八八年段階で、日本学術会議でも脳死問題について論議が行われ、見解が発表されたが、統一見解には遠く及ばず、両論併記という形で終わっている。

三　医家による脳死論議とその特色

一九八〇年代の後半以降、とくに臓器移植との関連で脳死論議が盛んになりつつあったが、医家の間では、脳死が人の死であることは近代医学上当然の帰結であり、あらためて論議する必要もないとし、人の死は医師が決めるものだといった論調が最初は一般であったといえよう。上述した立花隆氏の問題提起に対しても、医学界はこれを無視ないし軽視していたが、その社会的影響が大きくなるにつれて、次第に対応を迫られざるを得ないようになった。ここでは、医家の脳死論議のうち、代表的なものをいくつか紹介し、コメントを加えておくことにする。

まず、一九八〇年代初期の医学界の脳死論議は、「脳死説」が支配的であるとするのみで、一般的にはいまだ低調なレベルにとどまっていたということができる。脳死判定基準については、日本脳波学会の基準（一九七四年）を再検討し、実態調査の結果を踏まえて「竹内基準」（一九八五年）が作られる過程にあったが、それはいまだ「人の死」の判定基準を意味しないという留保がついていた。死亡時点についても、六時間の経過の前か後かについて、医家の間に見解の不一致があり、脳死後の医療措置についても、「死体」の治療とその限界、費用といった点に不明確な点が残されていた。脳死の社会的合意については、医学界全体のコンセンサスを前提とした世論の啓蒙と、医学の信頼の回復という点が指摘されていたが、医学界の内部的コンセンサスさえもいまだ十分には得られていないのが現状であるともいわれ、立法提案も表面化しない段階であった。

しかし、一九八〇年代後半になると、上述した「日本医師会生命倫理懇談会」の報告書が公表され（一九八八年）、さらに後述する「臨時脳死及び臓器移植調査会」（脳死臨調）が発足するという状況の中で（一九九〇年）、医家の見解も次第に積極的かつ具体的な形で公表され、論議を呼ぶようになってきた。ここでは、積極的な脳死説のほか、これに疑義を呈する批判的な見解の代表的なものを紹介する（以下、各氏の所属は発言・発表当時のものである）。

Ⅰ　脳死肯定説

①　杉本侃氏（大阪大学特殊救急部長）によれば、脳死は臨床的な概念であって、全細胞の死（器質死）ではなく、脳の機能の不可逆的停止（機能死）であるとした上で、脳死判定基準において脳幹の反射を重視するのは「脳幹死」の主張に対応するものだとされているのが注目される。また、死の定義については、三徴候説を残すのは不徹底で、医学が進歩した今日では、むしろ脳死一元論に統一するのが合理的だとし、脳の死が決定的であることは、脳死後の人工的なコントロールによって一カ月も二カ月も延命が可能になってきていることからも明らだとされる。脳死判定基準についても、主治医を基本的に信頼するかどうかが問題であって、判定委員会は意味のないセレモニーにすぎないとさえいわれる。一方、脳死判定の際に家族の意思を聞くという「日医の懇談会の」報告の趣旨は、今なら仕方がないが、本来はおかしい考え方であると評価されている。最後に、脳死の社会的合意は進みつつあり、結局は医師に対する信頼の問題に帰するといわれるのである。

②　武下浩氏（小倉記念病院長）は、麻酔・蘇生学の専門家の立場から、とくに脳死判定基準について、脳死判定が臨床的な判断であって、脳のすべてが解明されないと脳死はわ

からないというような考え方では困るとし、大脳死、脳幹死などの用語や、機能死、器質死といった用語にこだわるのは生産的でないと批判される。そして、竹下基準が基本的に妥当であるとする立場から、脳血管検査などを行わなくても脳死判定は十分に可能であり、検査が多ければよいというものではなく、それをやらなければ脳死の判定ができないというのでは困るとし、竹内基準の再検討の必要性は基本的にないといわれる。しかし、一方では、医療に対する信頼を回復するためには医師はもっと謙虚になり、移植についてもドナーの人権を考慮しなければならないとし、家族の納得という点に関しては、脳死はそれを認めてくれる人がいなければどうにもならない、という微妙な発言も見られるのである。

2　批判的見解

医家の間にも、脳死を人の死と認めることに批判的ないし慎重な見解がある。

①　魚住徹氏（広島大学病院長）は、脳神経外科の専門家の立場から、脳死状態の患者を例外なく「死体」として取り扱うことには反対であると明言されている点で、注目すべきものがある。脳死判定は臨床的な経験的判断であって、絶対確実な検査があることを強調

することは謙虚でないとした上で、竹内基準は国際的にも誇るべきものではあるが、もう一度多数例によって検証し、血管撮影法もこれを家族に見せてよく分らせるための方法として必要なものであるといわれる。また、人の死は、医師のフィロソフィーを患者に押しつけるものではなく、患者・家族が受容するものでなければならないのは、脳死状態に対する家族の反応が一律でなく、その意思を無視して直ちに死体として取り扱うということには現場はなっていないことからも明らかであるとする。脳死状態は、「超重症不可逆的脳不全」と呼ぶべきもので、それは死に行く過程であっても死そのものではない。しかし、本人または家族が脳死状態で死と認めてもよいという場合には、脳死をもってその人の死とすることも許されるべき例外的な場合ではなかろうかともいわれるのである。

② 福間誠之氏（日赤京都赤十字病院）も、脳外科医の立場から、脳死判定基準については、竹内基準が一般的に信頼し得るとしつつ、しかし少しでも疑いのある場合には、脳血流測定などの補助検査を加えるのが望ましいとした上で、脳死についての医学界のコンセンサスについて、脳死状態を直ちに人の死とすることに抵抗を感じる医師もなお少なくなく、家族もなかなか納得しないのが現状であるといわれる。したがって、脳死の判定に際

しては、人によって受けとめ方が異なるので、回復可能性がないことを時間をかけて説明し、家族が納得し受容した時点をもって患者の死とすべきであるといわれるのである。

以上のように、専門の医家の間にも、脳死を人の死と認めるべきか、脳死の判定基準や死亡時点をいかに定めるべきか、脳死を一律に強制し得るか、といった基本的な問題について、見解の対立と不一致が存在していることは否定し難い事実である。

最大の問題は、脳死状態を「人の死」と認めるべきかという点にあるが、肯定説はこれを医学の発達に伴う当然の結論とするのに対して、否定説はこの結論自体を疑問視するのである。その分かれ目は、理論的には「脳中枢思想」(脳死説)と、「全身循環現象」(三徴候説)とのいずれをとるかにあるが、実際には、全脳の機能不全のために絶対に不可逆な「死につつある人」を「死者」として扱うかどうかという点に帰結される。そこには、人工呼吸器によって維持されているとはいえ、循環現象のある温かい身体を「死体」といい得るかという問題があり、医師のほか、とくに家族の側に受容し難いという現実があることを否定することはできない。竹内基準の作成責任者である竹内氏自身も、患者の家族が死んだとは思わないというときに、それは間違いだというだけの勇気はないといわれていた点が興味を引くところである。

そこで、上述したいずれの医家からも、脳死判定に際して患者・家族の納得と受容を条件にするという発想をある程度受け入れざるを得ないという状況が見られる。それは、脳死を人の死と認める場合にも、これを一律に強制することには問題があることが共通に自覚されていることを意味する。「日医の懇談会」報告に見られたような、患者の意思による自己決定という考え方は、それが客観的な死の概念の相対化につながるという根本的な批判にもかかわらず、依然として尾を引いているといわざるを得ないのである。

四　法律家による脳死論議とその特色

それでは、論理的一貫性を重視する法律家の間では、脳死をめぐる問題は、どのような形で論議されてきたのであろうか。ここでも、脳死肯定説と、これを批判する否定説について、代表的な見解を紹介しておくことにする。

一　脳死肯定説

①　固い脳死説　これは、脳死が医学的・生物学的な死であるとする医家の脳死論を前提として、それを法的にも「人の死」として認めるというもので、その際、人の生命現象を制御している最高器官である脳が「全体として不可逆的に機能を喪失した」時点をもって人の死とし（全脳死説）、その判定基準としては、いわゆる竹内基準（一九八五年）を基本的に妥当なものとして承認するという立場である。脳死の社会的合意も概ね形成されており、あとは世論の教育と啓蒙によって解決が得られるとする。この立場は、三徴候説では心臓移植を正当化できないこと、および脳死判定を患者・家族の意思と受容にかからせる考え方では、人の死が相対化され、死の概念の客観性が失われることを理由に、反対する。

この固い脳死説は、古くは、植松正、加藤一郎氏の主張からはじまり、平野龍一、斉藤誠二、大島一泰、加藤久雄、町野朔らの諸家へと続き、次第に増加しつつある。

②　柔らかい脳死説　しかし、最近では、新しい臓器移植法の下で、心臓死体と脳死体との間で同意要件が異なることとも関連して、これまで不動の前提とされてきた「有機

体全体としての諸器官の統合機能」による説明にも一定の弱点があることを率直に認め、しかし、三徴候説にも脳死選択説にも、より大きな疑問があることを理由に、脳死説によって、死のプロセスに一つの「区切り」をつけて保護を打ち切るのが説得的であり、社会的要請にも資することになるという見解があらわれた(井田良)。しかし、この「弱点」が脳死状態を「死体」として扱うことへの疑問になぜつながらないのかという問題が残るであろう。

2　脳死否定説ないし慎重論

しかし、法律家の間では、新しい脳死説をとることを躊躇し、伝統的な「三徴候説」を維持する立場が、なお多数であるといえよう。脳死説は「死を局部化」するものであり、その前提となっている脳中枢的な人間像にも問題があるとする批判のほか(金沢文雄)、心臓を中心とする「三徴候説」が社会一般の人々の意識に長く定着してきただけに、「死」の概念を変更して「脳死」をもって「死」とすることには、いまだ社会的合意が成立していないことも理由とされている(内藤謙)。

一方、「死」は単なる自然的・生物学的事実ではなく、法的効果の発生要件となる社会的概念であることを強調するとともに、台頭しつつある脳死説に対しては、一方では、脳機能の不可逆的な喪失を確実に判定し得るのか、また他方では、それが社会通念や国民感情に合致し得るのかという疑問が提起されたのである（唄孝一）。

日本弁護士連合会の意見も、脳死説に批判的で、従来の「三徴候説」を変更する必要はないという立場を維持している。

ただし、この「三徴候説」に対しては、脳死状態は「生」となるので、「生体」からの臓器移植を許容する理由づけをどのようにするか、という困難な課題に当面しなければならない。この点については、後述する。

3　患者の自己決定ないし選択説

これは、患者・家族の意思を考慮するという考え方であって、すでに触れたように、「日医の生命倫理懇談会」の報告書の中にも、脳死判定への本人または家族の同意という形で姿を見せており、医家の間にも、「脳死の受容」という形で現れているものであるが、法律家の中にも積極的な主張者が存在する（石原明）。その趣旨は、大部分の場合には、従来の三徴候説がなお妥当するが、人工呼吸器による集中治療の過程で「脳死」が確認されたならば、その段階で家族の意思を問い、家族が了承したならば、その時点を「死」と認定してもよく、その承諾に基づいて臓器の摘出も可能となるというものである。

この考え方に対しては、脳死説の立場からも、三徴候説の立場からも、客観的であるべき「死」の概念を相対化するものであり、患者・家族の意思と選択に依存することになって、法的不安定と法的不平等を生むことになるとする強い拒絶反応が、現在もなお続いている。

しかし、その決定的とも思われる矛盾にもかかわらず、この考え方は、脳死論議の深刻な対立を緩和し回避するための現実的な解決方法として、現に今回の臓器移植法の中に導入されるという結果をもたらしたのである。

五　脳死臨調での脳死論議とその特色

こうして、わが国では脳死論議が容易に決着を見ないままに、総理大臣の諮問機関として設けられた「臨時脳死及び臓器移植調査会」（脳死臨調）での論議に持ち越されたが、この調査会は、一九九〇年三月に発足して、まずその調査の結果を一九九一年六月に「中間意見」として取りまとめた後、一九九二年年一月に最終答申を公表した。それは、国政レベルでの公式の答申であるだけに、注目を浴びたのである。

その特色としてはまず、答申の結果が、脳死状態からの臓器移植を認めるという点では一致したものの、その前提となる「脳死を人の死と認めるべきか」という点では、最後まで一致が見られず、多数意見と少数意見との対立を顕在化させることになったという点である。一五人の委員のうち、一三人が多数意見で数的には圧倒的多数であったが、二人の少数意見が妥協を許さない強力なものであり、参与の中では五人のうち二人が少数意見に同調するという異例の結果となったのである。しかし、その対立は、すでにそれまでの脳死論議からある程度予測されたものであり、それが集中的に現れたものといえよう。脳死問題におけるその対立点を想起しておくことは、現在でも依然として重要である。

1　多数意見

多数意見の結論は、脳死を人の死と認めた上で、脳死体からの臓器移植を合法化しようとするもので、それ自体としては論理的に一貫した立場である。問題は、その理由と条件である。多数意見は、まず、脳死を人の死と認める根拠については、医学的に見た人の死が脳幹を含む全脳の不可逆的な喪失を意味するとし、社会的・法的な人の死もこれにしたがうのが自然であるとする。そして、国民の間における脳死への理解は近年次第に深まりつつあり、賛成者が反対者をかなり上回っていること、反対する感情も今後はかなり解消に向かうことが予想されることから、脳死を人の死とすることについて概ね社会的に合意があるとした。なお、脳死の判定基準としては、厚生省研究班の基準（竹内基準）が基本的に妥当であるとしている。

これは、中間意見以来の脳死肯定論をまとめたものであって、特別の新味は見られない。

しかし、少数意見に対しては、脳死を「生」とすればなぜ臓器移植が正当化されるのかという点に深刻な疑問が生じると批判するほか、自己決定による選択説に対しても、死の概念を相対化し法律関係を不安定にする点に疑問があると批判している。

2 少数意見

一方、少数意見は、脳死を人の死と認めることに最後まで反対し、したがって、人の死は従来通り「心臓死」（脈拍・呼吸の停止と瞳孔の散大を基準とする「三徴候説」）を維持するという立場をとりつつ、しかし、脳死移植で救われる人のために脳死状態での臓器を提供しようとする人の意思を拒む理由はないとして、一定の厳格な要件の下に脳死移植を認めるという結論を導いた。

まず、脳死に関しては、多数意見が、有機的統一体としての人間を統制する脳の死は「人の死」であるとする論理は、すでに医学的見解を越えた一つの哲学的見解であって、その論理には幾多の矛盾と誤謬が含まれており、実感としても脳死状態の人を「死体」と見ることはできないとする。また、すでに脳死の社会的合意があるとする点も、賛成が過半数に達しないのに社会的合意があるとするのは暴論であるとし、現状ではいまだ脳死の社会的合意は成立していないとする。そして、多数意見のように、脳死を人の死と認めると、末期医療への努力がなおざりになり、脳死体が医学的実験の材料になる危険もある、という批判がなされている。

一方、臓器移植の要件としては、脳死の判定基準について補助検査を含めた最も厳格な基準を要求するとともに、ドナーの提供意思が明示されている場合に限定し、その確認に第三者の公正な審査システムを導入するなどの制度が必要であるとした。そして、多数意見から問われていた論点として、脳死を人の死と認めることなく脳死移植を認める根拠については、刑法学説上の「違法性阻却説」や「責任阻却説」に基づいて相当の法律家が不可罰論を述べており、現にその立場からの法案（上述した「生命倫理研究会」の「試案」）（一二八頁）も提案されているとの指摘がなされていた。

3　脳死臨調の結論と課題

以上が、多数意見と少数意見の趣旨であるが、そこでは、脳死状態からの臓器移植を認めるという結論においては原則的な一致が見られたものの、脳死を人の死と認めてよいかという最も中心的な前提問題について、なお根本的な対立が続いており、容易に解消する性質のものでないことが、より鮮明になったということができる。では、この厳しい現実を前提にして、どのような総括と今後の見通しが可能であろうかが問題になる。

脳死臨調の最終答申は、「おわりに」のところでこの点に触れ、脳死をもって「人の死」とすることについては大多数の委員が賛成したものの、一部の委員は反対であったが、一方、脳死体からの臓器移植については委員全員が肯定的であったとし、結論としては、「人の死」についてはいろいろな考えが世の中に存在していることに十分な配慮を示しつつ、良識に裏打ちされた臓器移植が推進されることを希望するとしている。しかし、その結論の意味は必ずしも明らかではない。脳死を「人の死」とすることについての意見の相違をどのように解決しようとするのか、少なくとも「十分な配慮を示す」とは何を意味するのかという点を、より具体的に明らかにする必要があったといえよう。

ただし、多数意見がこの点について、全く妥協を許さない「固い脳死説」に固執し、単純に少数意見を無視するという立場に終始していると見ることは正しくないであろう。それは、多数意見も、反対者があることを前提とする限り、脳死を一律に適用し得るかという問題を回避することはできず、現に、「脳死と判定された場合、脳死を『人の死』と認めることを躊躇する人に対してまで、医師は一律に人工呼吸器のスイッチを切らねばならぬとすることは、余りにもこうした人々の感情や医療現場の実情からかけ離れる可能性も考えられる。したがって、こうした予想される状況に対して十分な配慮を払った対応をしていくことも重要なことと思われる」との指摘も見られるからである。

しかし、このような「配慮」を示すのであれば、脳死と判定された場合の臓器移植についても、躊躇する人々には一律に「死体」とは扱わないという配慮にまで至る可能性があり、それは、脳死説が拒否したはずの「患者の意思による選択説」に接近することを意味する。また、このような配慮を人工呼吸器の取り外しだけに限定するというのであれば、末期医療（尊厳死）の場面では「脳死」を「人の死」としなければならない必要性がすでになくなりつつある現状の下では、無意味な配慮に帰することになるであろう。

また、多数意見が、脳死を人の死と認めた場合の効果について、移植の場合以外に、脳死体の実験的利用などへの波及効果についての疑問に全く答えないというのも不誠実のそしりを免れないように思われる。

一方、少数意見については、多数意見の脳中枢思想を批判し、脳死を一律に適用することから生じる波及効果のおそれを指摘し、医学的な死は社会的・法的な死を意味せず、脳死の社会的合意はいまだ成立していないとする点など、多数意見に対する疑問には傾聴すべき点が多く含まれており、それが慎重論を支えていることは十分に理解できるが、伝統的な「三徴候説」による対応だけで問題が解決され得るかという点の検討も必要である。

第一は、三徴候説に立ちながら、脳死移植の許容性をいかに説明し得るかという問題である。この点については、移植の利益との比較衡量から脳死状態の不可逆の生命を犠牲にすることも社会的に相当であって違法ではないとし、あるいは脳死状態にある人が自己の不可逆の生命の処分に同意することは違法ではないとするほか（違法阻却説）、違法性は残るが処罰するだけの違法性がなく（可罰的違法阻却）、あるいは非難可能性としての責任がなくなる（責任阻却説）などの主張があるが、いずれも理論的な困難を抱えていることは否定できない。

第二は、この立場からも、一律の適用から不当な波及効果は生じないとしても、脳死を人の死と認める人々への「配慮」が問題になり得る。そして、もしも、脳死を人の死と認める人々には三徴候説を強制しないということになると、患者の意思によって「脳死を人の死とする」ことを認めざるを得ないであろう。このような配慮は、死の客観性を害するとして拒否されるのであるが、ここからも、上述した「自己決定による選択説」に至る道筋があるといえよう（石原説）。

そこで、以上のような脳死臨調の論議から、一九九七年に成立した今回の臓器移植法への流れを眺めて見ると、いくつかの点に気がつく。第一は、多数意見が指摘していた「人の死」についてのいろいろな考え方に対する「十分な配慮」が、脳死説から出発しつつも、結局は脳死を臓器移植の場面に限定し、さらに脳死判定にまで本人の意思を要求するところまで至りついたという流れを示していることである。そして、第二は、多数意見にも現れていた「本人の意思の尊重」という理念が出発点となって、最初は遺族の意思で足りるとしていた臓器提供の要件も、結局は、遺族の意思では足りず、本人の意思表示に限るというところまで絞られる結果になったということである。

以上のような観点から、脳死臨調の答申を今一度読み返す必要があるといえよう。

六　その後の脳死論議

一九九二年に脳死臨調の最終答申がなされた後、臨調自体はその役割が終わったとして早々に解散してしまった。今後は、この答申の線に沿って立法作業が具体化されることになるであろうといわれたのである。しかし、この答申によって一件が落着し、あとはその具体化を待つばかりとはいえないところに問題があった。答申は、少なくとも脳死状態からの臓器移植を一定の条件の下に認めるという点で結論が一致しただけで、ひとたびその具体的な条件に立ち入ろうとすると、いくつかの選択肢が現れて論争が再燃するおそれが十分に予測できた。脳死の判定基準をめぐる問題も決着を見たとはいえず、肝心のドナーの意思確認の方法にも不明確な部分が残されており、この点をつめていくと、脳死を人の死とすることの是非論にまでさかのぼるおそれがあった。そして、現に、大阪で答申後に脳死のドナーが出現したが、検視制度との調整がつかずに脳死移植は実現しなかったという例も発生している。

しかし、実際には、一九九二年以降の上述した立法の動きが顕在化するにつれて、論点は、むしろ臓器移植の要件論の方に移り、脳死論議自体としては次第に表面化しないようになっていった。しかし、それは脳死移植のための必須の前提問題として、常に意識され続けてきたのである。

ここでは、最近の動きとして、若干の点を指摘しておくことにする。

第一は、脳死説の主張自体には基本的な変化はないといってよいものの、上述したように、「ポイント・オブ・ノー・リターン」を過ぎた時点もそれ自体として保護に値することを論理的には否定できず、脳死説も「疑おうとすれば疑える」内容をもっているという「柔らかな」脳死説も登場してきているという点である（井田良）。

第二は、脳死説への批判が強いのは日本だけであって、諸外国では脳死説が圧倒的に支配しているといわれていた状況にも、最近変化が見られ、アメリカやドイツでも、脳死を人の死と認めない見解が目立つようになってきていることである（アメリカのトゥルオグ、ドイツのトレンドレ、ヨルツィッヒ）。さらに、ドイツでは、新臓器移植法（一九九七年）が脳死説に立脚しているものの、これに対する「同盟九〇・緑の党」の対案は、脳死を人の死としない立場からのものであって、否決されたものの、三分の一の賛成を得ていたという事実も付け加えておく必要があろう。

第三は、わが国の臓器移植法（一九九七年）が、上述したように、最終的には、脳死を移植の場合に限ったほか、臓器提供についてのみならず脳死判定についてもドナー本人の承諾を要件とした点との関連で、脳死説が空洞化され、実際には、本人の自己決定による選択説に依拠したのではないかと解されるところまで立ち至ったということである。これは、実際上、一般には三徴候説が依然として支配的で、脳死移植の場合にのみ、本人の自己決定を条件として「脳死が死として扱われる」という状況を生み出しているということができよう。

最初に述べたように、三年後の見直しの際に、これを本来の脳死説に立脚した遺族の同意方式に戻そうとする提案もなされているが、それは、これまでの脳死論議の経緯と蓄積をすべてご破算にして、脳死臨調以前の状態にまで引き戻すことを意味する。そのことの社会的合意はますます得がたいように思われる。

最後に、この問題に対する私見を付け加えておくと、脳死問題においては、少なくともわが国で、脳死を人の死とすることに対して、なおかなりの反対や批判、ないし躊躇が存在する限り、従来の「三徴候説」を変更して、「脳死」を一律に「人の死」とすることには、疑問がある。それは、単に、脳死状態の外観を「死体」と見ることには抵抗があるといった感情論につきるものではなく、脳死説の依拠する「有機体全体としての諸器官の統合機能」論自体に問題があり、それが脳中枢思想に傾けば、植物状態まで脳死を拡大する「大脳死説」にまで至る可能性があり、脳幹の反射機能に重点をおけば、脳波検査も不要とする「脳幹死説」となって、厳密な「全脳の器質死」(全脳梗塞説)から遠ざかる危険があるという点に由来する。脳死説に立つ医家は、脳の機序のすべてがいまだ解明されていないことを認めながら、竹内基準によって臨床的に「脳死」を正確に判断できるといわれるのであるが、それは、「ポイント・オブ・ノー・リターン」の判断であって、これを「人の死」と認めてよいとすることとは、レベルの異なる問題である。

その上、現状で脳死を人の死としてしまうと、たしかに脳死移植の正当化は容易になるとしても、一般の救急医療や末期医療に混乱を持ち込むおそれがある。脳死臨調の多数意見も、この点を考慮し、躊躇する人々への「十分な配慮」に言及したが、そのことは、脳死の一律適用が現状ではまだ無理なことが自認されていたことを意味する。このような現状の下で「脳死説」に固執すれば、医療現場では患者・家族による拒否権を認め、脳死の「受容」を要件とせざるを得ないのはむしろ必然的な帰結であって、それは脳死説が最もおそれていたはずの「死の相対化」をもたらすというジンレンマに立たされるのである。

その点で、従来の「三徴候説」を維持しながら、脳死状態からの人工呼吸器の取り外しや脳死移植をも認めることができれば、問題はない。しかし、前者は「尊厳死」の問題としてカバーできるとしても、後者を「生体」からの臓器移植として正当化することは困難であるという問題がつきまとうことは否定できない。なお、この立場からも、脳死説を認める者の自己決定を無視し得るかという問題が存在するが、その必要を認めなくても問題が解決できるということであれば、一元的な三徴候説を貫くことも可能であろう。

しかし、それでも脳死移植の正当化の困難を回避することができないというのであれば、最後に残るのは、臓器移植の場合に限定した上で、本人の自己決定による脳死の「受容」を「人の死」と認める要件として構成する方法であるが、しかしこれは、「人の死の相対化」という論理的な矛盾に当面しなければならない。結果的に、日本の臓器移植法は、諸外国の立法と違って、この最後の方向に落ち着いたのであるが、その論理的な矛盾にもかかわらず、当面の事態を解決するための現実的な解決方法としては、やむを得ない選択であったといい得るであろう。

〈第四章の文献〉

中山研一「脳死・臓器移植と法」一九八九年、一五頁以下
同「脳死論議のまとめ」一九九二年、六九頁以下
同「臓器移植法と脳死問題」法学セミナー一九九八年一月号、一八頁以下
同「二つの「生」と二つの「死」」ヨンパルト教授古稀記念論集、二〇〇〇年、三七七頁以下

あとがき

以上で、最初に予定していた本文の叙述は終わったので、最後に、二〇〇一年三月以降の最近の動きを若干追加するとともに、最初に提起しておいた質問に対する解答という形式をとりながら、現在の段階での一応のまとめをしておきたい。

まず最初に、本文を脱稿した以後の状況について、いくつかの点を補足しておく。

第一は、本文で取り上げた最終の第一三例の日本医科大学のケース（二〇〇一年二月二六日）のあと、さらに一件、第一四例として、二〇〇一年三月一九日に、奈良県橿原市の県立医科大学病院に交通事故で入院していた二〇代の男性が、臓器移植法にもとづく脳死と判定された。日本臓器移植ネットワークは、移植手術を受ける患者を選定し、摘出された心臓は国立循環器病センター（吹田）に、左右の肺は阪大病院に、肝臓は京大病院に送られて移植手術が実施された。九州大学の患者に対する膵臓と腎臓の同時移植は、医学的な理由から断念されたという（二〇〇一年三月一九―二二日朝日新聞）。

しかし、例によって、新聞報道はきわめて簡単で、脳死判定に至る経過や手続内容に関する情報はほとんどなく、問題点を取材しコメントを加えた跡も全く伺えないという、きわめて形式的な報道となっている。すべてを、事後の「脳死下での臓器適用事例に関する検証会議」に任せてしまう趣旨であろうか。

第二は、第一章で取り扱った「施行三年目の見直し」問題についてのその後の動向であるが、二〇〇一年六月現在の段階でも、基本的な状況は変わらず、一五歳未満の者からの臓器提供問題を含めて、法改正の具体的な提案を推進する動きは見られない。ただし、その間に、二〇〇一年五月一一日「小児学会」の主催で、「小児の脳死臓器移植はいかにあるべきか」というテーマの公開フォーラムが開かれたので、その内容に簡単に触れておくことにする。

それは、柳田邦男氏の基調講演と、森岡正博（大阪府立大学倫理学教授）、杉本健郎（関西医科大学小児科学助教授・遺族）、町野朔（上智大学法学部教授）、恒松由起子（国立小児病院・医長）という四名のパネリスト、阪井裕一（国立小児病院麻酔・集中治療科）、曽根威彦（早稲田大学法学部教授）、掛江直子（早稲田大学人間科学部助手）、鈴木利廣（弁護士）、田辺功（朝日新聞編集委員）という五名のコメンテータという豪華なメンバーで行われた。

柳田氏の講演の趣旨は、「移植医療は終末期医療の上に構築すべきである」という結論に凝縮するものであった。パネリストの森岡氏は、子供の意思表示の重要性を強調するものであり、杉本氏も子供の意見表明のシグナルをキャッチする努力をすべきであるとした。一方、町野氏は子供についても心臓死の場合と同様に親族の承諾で足りるとする自説を展開した。恒松氏も、子供の摘出要件については町野案に賛成した。

これに対して、コメンテータの阪井氏は、臓器移植の前に、ICUで遭遇する生命維持努力をつくすべきあるとしたが、曽根氏は、明らかに町野案を批判して、それは意思表示はしていないが拒否したいと思っている者の自由を侵害することになるので、積極的な提供意思がない限り、臓器移植を認めるべきではないとした。掛江氏は、子供の権利の親による代諾という考え方が子供の権利の保護という観点からは妥当でないとしつつ、子供の脳死が社会に受け入れられるためには、代諾のルールの確立や裁判所などの第三者機関の関与等の具体的な対策が必要であると述べた。一方、鈴木氏は、町野氏のいう自己決定権の理解が、「心臓死」後か「脳死」後かによって異なるのではないかという問題を提起し、田辺氏は、社会的には医療不信の上に子供の虐待問題などもあり、個人の提供意思が重要であるとした上で、同意年齢は引き下げてもよいのではないかと述べた。

以上のようなフォーラムの記録を見れば、町野案には賛成者はほとんどなく、親の代諾案についても積極的な意見は展開されず、本人の意思表示を必要とする現行法の「狭い同意方式」がなお一般的に支持されている様子を伺うことができる。

しかも、重要なことは、当日公表された「小児脳死・移植に関するアンケート」（日本小児科学会倫理委員会小児脳死臓器提供に関する検討委員会）の結果である。これは、二〇〇一年四月二七日に、小児脳死・移植に関する代議員（五九二人）に対して行われたもので、回答率六一・七％となっている。その主要な結果は、以下の通りである。

質問1：脳死を死と認めるか：はい＝三〇〇（八二・二％）、いいえ＝三四（九・三％）、わからない＝三一（八・五％）。

質問2：小児科医が学会として意見を述べる必要：ある＝三五一（九六・二％）、いいえ＝六（一・六％）、わからない＝七

質問3：小児からの脳死移植が必要：はい＝二五六（七二・六％）、いいえ＝四六（一二・六％）、わからない＝四九（一三・四％）

質問4：町野案の主旨に賛成：はい＝一二四（三四％）、いいえ＝一八三（五〇・一％）、わからない＝五四（一四・八％）

質問5：自己決定・意思表明可能年齢：六歳未満＝三七（一〇・一％）、六－九歳＝四二（一一・五％）、一〇－一二歳＝一二二（三三・四％）、一三歳以上＝一四〇（三八・四％）、一五歳以上と記載＝八、なし＝一五、一三歳以上として一四八（四〇・五％）

質問6：方策選択（複数回答可能）：チャイルドカード＝一二四（三四・〇％）、死の教育＝一六九（四六・三％）、子供専門のコーディネーター＝一九五（五三・四％）、学会の継続的専門委員会＝二七〇（七四・〇％）

質問7：倫理委員会として専門委員会設置の必要性：はい＝三四七（九五・一％）、いいえ＝一七（四／七％）

以上のアンケート結果の中でも、とくに注目されるのは、小児科医の間では小児からの臓器移植の必要性を認める者が七〇％を越えているにもかかわらず、町野案のように子供の意思表示を不要とする考え方には、賛成よりも反対の方が多く、五〇％を越えているという事実である。年齢の引き下げ幅については、意見が分かれているが、チャイルドドナーカードによる意思表示方式と結合した具体的な方策が模索されて行くのではないかと思わせるものがある。

さらに、付言すれば、小児科医の間でも、脳死を人の死と認めるのは、八〇％程度にとどまり、認めないが一〇％近く、わからないを入れると、二〇％弱の医師が疑問を抱いているという事実も注目に値する。それは、町野説のいうように、心臓死と脳死とを同一に取り扱うことが、一般市民のみならず、専門の医師の間でも、なお抵抗があるという状況が依然として変わっていないことを示すものであるといえよう。そして、極論すれば、すべての問題は、ここに起源があるといってもよいのである。

そこで、最後に、「まえがき」のところであげておいた一〇個の質問項目について、簡単なコメントを加えておくことにしたい。

一　一九九七年にようやく出来た「臓器移植法」について、なぜ施行三年後の「見直し」が問題になるのか、また、どの点が見直しの対象になるのか。

この点については、第一章で問題にしたが、わが国では最初の立法であり、それがまさに紆余曲折を経た上に、きわめて微妙なバランスの上に成立したこともあって、立法を決断するためにも見直しを要件をせざるを得なかったことが、その理由である。見直しの対象は、主として臓器提供の要件とされた「狭い同意方式」の再検討におかれていたが、その緩和要求は施行三年後の現在でも、なお容易には受け入れられない状況にある、一五歳未満の者の臓器提供についての特例についてさえ、親の代諾による解決よりも、年齢の引き下げ案の方が優勢なように見える。

二　脳死移植の実施例は、今までどのくらいあったのか。そこには、どのような問題があったのか。その結果を検証する必要はどこにあるのか。

この点については、第二章の中で、これまでの一三の実施例についてフォローしてきたが、そこで触れたように、最初の数例については社会的関心も高く、多くの論議を呼んだものの、最近ではマスコミの関心も低くなり、重要な論点が見過ごされ、忘れ去られていくという危惧を禁じえないものがある。

そこには、脳死状態の発生と臨床的脳死の判定、その後のドナーカードの確認とコーディネーターによる家族の意思確認、二回の法的脳死判定による脳死の確定、ネットワークによるレシピエントの選定、臓器の搬送と移植術の実施、適切なアフターケア、といった一連の手続が予定されているが、それらが公正かつ適切に行われたかどうかを「検証」しなければならない。脳死移植は他人の「脳死」を前提とした新しい医療行為であるが故に、とくに透明性と公正性が要求され、そのために適時の「情報公開」が必須であるが、検証の過程では、少なくない手続ミスが発見されたという事実とともに、「匿名性」を理由とする患者の「プライバシー」の保護とリアルタイムによる情報公開の必要性とが、部分的に衝突するという場面も現出した。事後の「検証会議」の制度が導入されたものの、それだけで問題が解決したわけではなく、困難な問題が残されている。

三　日本の臓器移植法は、どのような経緯で出来たのか、その特色はどこにあるのか、またその特色は何に由来するのか。

この点は、第三章において成立史をフォローしたが、他には見られない紆余曲折を経た上で、ようやく成立した難産の立法であった。しかも、それが、欧米諸国のように、脳死説を前提とした「広い同意方式」という形ではおさまらず、最初から最後まで波瀾を含み、修正を繰り返しながら、結局は、脳死説を前提とすることなく、臓器移植の場合には「脳死した者の身体」から臓器の摘出を認めるが、その場合にも本人が臓器提供の意思表示をし、さらに脳死判定にも同意しており、家族が拒まないことを要件とする「狭い同意方式」を採用した点に、最大の特色がある。それは、患者の意思の最大限の尊重という理念にもっとも忠実な選択であったが、臓器移植以外の場面では脳死を人の死と認めないという点で、二つの死を認めるという論理的な矛盾を含むものであったことは否定できない。しかし、それがぎりぎりの妥協の産物だったのである。

四　脳死と臓器移植とは、どのような関係にあるのか、いまなぜ問題なのか。

この点については、脳死が人の死かという問題と臓器移植とは、一応別の問題であり、脳死は臓器移植以外の場面でも問題になることがあることは事実である。末期医療における「死亡時刻」の判定などがその例である。しかし、脳死と臓器移植との間には、「脳死」段階においてはじめて心臓・肺臓などの移植が可能になるという特別の関係があり、実際には心臓移植を可能にするために「脳死」を人の死と認めるという実際的な関係が存在するといってよいであろう。角膜や腎臓の移植では「脳死」は必須ではないが、心臓の移植には今まさに「脳死」が必須なのである。

五　脳死とは何か。その定義と判定基準にはどのような問題が含まれているのか。

「脳死」にも、大脳死、脳幹死、などの種類があるが、脳の機能の全体が不可逆的に失われた状態を指す「全脳死」がわが国では一般に認められている。問題は、「全脳死」の意味であるが、「全体としての脳の死」とする「機能死」説と、「脳の全体死」とする「器質死」説との異同が重要である。前者は、公定の「竹内基準」の考え方であり、後者はこれを批判する立花説に代表されるが、その相違は、脳幹反射の消失という外部的所見以上に、脳血流の停止の確認まで要求するという点に現れている。「脳の死」には、いまだ未解明の部分が残されており、救命方法の開発とも関連して、より慎重で確実な基準が求められるべきであろう。

六　医学的な死と、社会・法的な死とは、どこが違うのか。両者は、どのような関係にあるのか。

医学的な死とは、脳の機能喪失による不可逆点（ポイント・オブ・ノー・リターン）の判断であるが、これを「死」と呼ぶのは、「脳死」という言葉と同様に不正確である。これは「超重症脳不全」という医学的判断である。問題は、この状態を社会的・法的に「人の死」と認めてよいかという点にある。

従来の三徴候説の場合には、医師による三徴候（呼吸、心拍の停止、瞳孔の散大）の確認が、社会的・法的にも「人の死」として、問題なく承認されていて、異論は生じなかった。しかし、医師による脳死の判定は、必ずしも社会的・法的な死として一般に受容されず、かなりの異議があり得るという点に、三徴候死との間の決定的な相違がある。医師の間にさえ、脳死を人の死と認めない人もあるというのが現状であるとすれば、脳死を人の死と認めてよいかという点が、あらためて問われることは必定であった。「人の死」を決めるのは、医師ではなく、社会の合意であることを確認しておく必要がある。

七　脳死を人の死とすることの「社会的合意」は成立しているのか。社会的合意がなぜ必要なのか。

「脳死は人の死か」ということは、医学的な問題でなく、社会的な問題であるとすると、「脳死」を人の死と認めてよいかという「社会的合意」が問題にならざるを得ない。従来の「三徴候死」については、社会的合意が定着しており、たとえ爪や髪がのびても、「死」とすることに異論は全くなかった。しかし、「脳死」は、脳の不可逆的な不全状態であって、人工呼吸器の助けによるとはいえ、心肺機能は維持され、体温もあるので、これを「死体」として扱うことには、疑問や躊躇が見られ、それだけ「社会的合意」の一致は妨げられる。世論調査の正確性にも問題があるが、脳死説は四〇ないし六〇％程度にとどまり、しかも目立った増加傾向も見られない。専門の医師の間にも、有力な反対論がある現状の下では、脳死の社会的合意があるとすることは困難である。そして、もしこの段階で、脳死を人の死と認めてしまうと、反対者にも強制することになるという問題がある。

八　脳死を人の死と認めるかどうかを、個人の選択に任せることはできないものであろうか。そうした場合には、どんな問題が出てくるのか。

脳死を死と認めるかどうかについて意見が分かれているのに、一律に死の定義を決めてしまうことが無理であるとすれば、各個人に脳死と三徴候死のいずれかを選択することを認めるというのが、反対者を強制しないという点でも、もっとも穏当な解決方法のように見える。しかし、もしそれを認めると、各人ごとに死亡の基準と時期が違ってしまうことになり、「人の死」という客観的な基準が失われてしまうことになる。

したがって、このような二分法をとる場合にも、どちらかを原則とした上で、反対者に例外を認めるという方法をとらざるをえない。このような観点からすれば、新しい臓器移植法は、臓器移植の場面でドナーが希望した場合にのみ、脳死と判定された身体を「死体」として扱うことを法律で決めたものと解することができるであろう。

九　脳死を人の死とする脳死説と、伝統的な三徴候説とで、臓器移植の要件に相違が出てくるのか。

脳死説からすれば、「脳死体」からの臓器摘出は、「心臓死体」からの臓器摘出と同視されるので、本人の意思表示がなくても、遺族の意思で足りるとする「広い同意方式」に傾くのに対して、三徴候説からすれば、「脳死した者の身体」は死につつある「生体」である限り、本人の意思表示を要するという「狭い同意方式」を要求するという関係になる。前者では、本人の意思の尊重という移植の理念にそぐわないおそれがあるので、本人の意思の忖度という方法が考えられることになるが、それでは子供の臓器移植をカバーできないという限界がある。後者は、本人の自己決定権の保障という点で筋が通るが、実際の提供例が著しく少なくなるという問題がある。現に、日本では年間四－五例にとどまり、西欧諸国とは桁違いに実施例が少ないのである。

一〇　脳死・臓器移植問題は、今後どのように動いて行くのであろうか。

新しい臓器移植法は、施行後四年目に入っているが、これまで一四の実施例を数えた。三年後の見直しの最大の焦点は、「広い同意方式」によってその範囲を拡大すべきかという点にあったと思われるが、その動きは顕在化しないままに推移し、一五歳未満の者の特例についても、具体的な提案を推進する目立った動きは見られない。したがって、当分は、現在の要件の下で、同様な事態が推移して行くことが予測される。しかし、一方では、脳死心臓移植に医療保険の適用が部分的に可能になるなど、費用面の改善が見られるとともに、他方では、海外への子供の心臓移植希望者も増えるという問題の顕在化も指摘されている。

一方、実施例に関する「検証」作業の方も、最初の数例については大きな社会的関心事として報じられたが、その後は次第に、そして急速に沈静化し、かつての関心が遠ざかりつつあるように見える。事後の「検証会議」の活動も活発とはいえず、問題の重要性が忘れ去られようとしているのではないかという危惧を覚える。しかも、最近の報道では、新法以前の「心臓死体」からの腎臓移植の数も減少傾向にあるのは、病院側が条件を誤解して、ドナーカードがなければできないと錯覚しているなど、「脳死体」からの移植と混同している例が多いことにも一因があるとされるなど（二〇〇一年五月二六日朝日新聞）、新臓器移植法の定着は、関係者の間でもなお未だしの感じがする。

移植医の間では、マスコミの取材と報道の過熱に拒絶反応を示し、回避し敬遠する雰囲気がなお強いように思われるが、しかし、あの「過熱報道」のおかげで、脳死移植が一挙に社会問題化し、その影響でドナーカードとその所持者の数も著しく増加したといわれている点にも注目しなければならない。病院側がマスコミの介入を恐れて、脳死移植に消極的になるという側面があるとすれば、その克服も今後の課題であろう。

以上、二〇〇一年六月現在の状況をまとめた上で、なお残された多くの宿題を忘れることなく、今後の動きを引き続きフォローして行きたいと思う。

臓器移植法に基づく脳死患者からの臓器移植

(平成11年2月8日～平成13年2月26日迄の臓器移植：13例の内，移植を受けた臓器別人数)

1.心臓 ……… 9人
2.肝臓 ………10人
3.肺 ……… 5人
4.膵臓・腎臓 ……… 3人
5.小腸 ……… 1人
6.腎臓 ………18人
7.角膜 ……… 4人

50人

生体肝移植登録症例数

年	件数
1989	2
1990	10
1991	30(2)
1992	33
1993	51(2)
1994	82(6)
1995	112(10)
1996	119(22)
1997	155(48)
1998＊	41(18)
計	635(108)

(　)は18歳以上の成人
＊1月－3月
(日本肝移植研究会の調査による)

表1　年次別・腎移植回数(1964～1999)

年次	腎移植回数	生体腎	献腎
~1970	169	133	36
1971	42	38	4
1972	41	37	4
1973	86	82	4
1974	126	118	8
1975	136	132	4
1976	157	135	22
1977	198	171	27
1978	257	221	36
1979	227	175	52
1980	287	239	48
1981	361	244	117
1982	402	248	154
1983	522	341	181
1984	579	414	165
1985	562	415	147
1986	650	470	180
1987	715	547	168
1988	764	545	219
1989	838	573	265
1990	815	585	230
1991	706	467	239
1992	685	449	236
1993	662	415	247
1994	598	399	199
1995	604	432	172
1996	639	453	186
1997	596	437	159
1998	658	509	149
1999	708	550	158
計	13,790	9,974	3,816

○臓器の移植に関する法律

（平成九・七・一六 法　一〇四）

施行　平成九・一〇・一六（附則参照）
改正　平成一一法一六〇

（目的）

第一条　この法律は、臓器の移植についての基本的理念を定めるとともに、臓器の機能に障害がある者に対し臓器の機能の回復又は付与を目的として行われる臓器の移植術（以下単に「移植術」という。）に使用されるための臓器を死体から摘出すること、臓器売買等を禁止すること等につき必要な事項を規定することにより、移植医療の適正な実施に資することを目的とする。

（基本的理念）

第二条①　死亡した者が生存中に有していた自己の臓器の移植術に使用されるための提供に関する意思は、尊重されなければならない。

②　移植術に使用されるための臓器の提供は、任意にされたものでなければならない。

③　臓器の移植は、移植術に使用されるための臓器が人道的精神に基づいて提供されるものであることにかんがみ、移植術を必要とする者に対して適切に行われなければならない。

④　移植術を必要とする者に係る移植術を受ける機会は、公平に与えられるよう配慮されなければならない。

（国及び地方公共団体の責務）

第三条　国及び地方公共団体は、移植医療について国民の理解を深めるために必要な措置を講ずるよう努めなければならない。

（医師の責務）

第四条　医師は、臓器の移植を行うに当たっては、診療上必要な注意を払うとともに、移植術を受ける者又はその家族に対し必要な説明を行い、その理解を得るよう努めなければならない。

（定義）

第五条　この法律において「臓器」とは、人の心臓、肺、肝臓、腎《じん》臓その他厚生労働省令で定める内臓及び眼球をいう。

第六条① 医師は、死亡した者が生存中に臓器を移植術に使用されるために提供する意思を書面により表示している場合であって、その旨の告知を受けた遺族が当該臓器の摘出を拒まないとき又は遺族がないときは、この法律に基づき、移植術に使用されるための臓器を、死体（脳死した者の身体を含む。以下同じ。）から摘出することができる。

② 前項に規定する「脳死した者の身体」とは、その身体から移植術に使用されるための臓器が摘出されることとなる者であって脳幹を含む全脳の機能が不可逆的に停止するに至ったと判定されたものの身体をいう。

③ 臓器の摘出に係る前項の判定は、当該者が第一項に規定する意思の表示に併せて前項による判定に従う意思を書面により表示している場合であって、その旨の告知を受けたその者の家族が当該判定を拒まないとき又は家族がないときに限り、行うことができる。

④ 臓器の摘出に係る第二項の判定は、これを的確に行うために必要な知識及び経験を有する二人以上の医師（当該判定がなされた場合に当該脳死した者の身体から臓器を摘出し、又は当該臓器を使用した移植術を行うこととなる医師を除く。）の一般に認められている医学的知見に基づき厚生労働省令で定めるところにより行う判断の一致によって、行われるものとする。

⑤ 前項の規定により第二項の判定を行った医師は、厚生労働省令で定めるところにより、直ちに、当該判定が的確に行われたことを証する書面を作成しなければならない。

⑥ 臓器の摘出に係る第二項の判定に基づいて脳死した者の身体から臓器を摘出しようとする医師は、あらかじめ、当該脳死した者の身体に係る前項の書面の交付を受けなければならない。

（臓器の摘出の制限）

第七条 医師は、前条の規定により死体から臓器を摘出しようとする場合において、当該死体について刑事訴訟法（昭和二十三年法律第百三十一号）第二百二十九条第一項の検視その他の犯罪捜査に関する手続が行われるときは、当該手続が終了した後でなければ、当該死体から臓器を摘出してはならない。

（礼意の保持）

第八条　第六条の規定により死体から臓器を摘出するに当たっては、礼意を失わないよう特に注意しなければならない。

（使用されなかった部分の臓器の処理）

第九条　病院又は診療所の管理者は、第六条の規定により死体から摘出された臓器であって、移植術に使用されなかった部分の臓器を、厚生労働省令で定めるところにより処理しなければならない。

（記録の作成、保存及び閲覧）

第一〇条①　医師は、第六条第二項の判定、同条の規定による臓器の摘出又は当該臓器を使用した移植術（以下この項において「判定等」という。）を行った場合には、厚生労働省令で定めるところにより、判定等に関する記録を作成しなければならない。

②　前項の記録は、病院又は診療所に勤務する医師が作成した場合にあっては当該病院又は診療所の管理者が、病院又は診療所に勤務する医師以外の医師が作成した場合にあっては当該医師が、五年間保存しなければならない。

③　前項の規定により第一項の記録を保存する者は、移植術に使用されるための臓器を提供した遺族その他の厚生労働省令で定める者から当該記録の閲覧の請求があった場合には、厚生労働省令で定めるところにより、閲覧を拒むことについて正当な理由がある場合を除き、当該記録のうち個人の権利利益を不当に侵害するおそれがないものとして厚生労働省令で定めるものを閲覧に供するものとする。

（臓器売買等の禁止）

第一一条①　何人も、移植術に使用されるための臓器を提供すること若しくは提供したことの対価として財産上の利益の供与を受け、又はその要求若しくは約束をしてはならない。

②　何人も、移植術に使用されるための臓器の提供を受けること若しくは受けたことの対価として財産上の利益を供与し、又はその申込み若しくは約束をしてはならない。

③　何人も、移植術に使用されるための臓器を提供すること若しくはその提供を受けることのあっせんをすること若しくはあっせんをしたことの対価として財産上の利益の供与を受け、又はその要求若しくは約束をしてはならない。

④　何人も、移植術に使用されるための臓器を提供すること若しくはその提供を受けることのあっせんを受けること若しくはあっせんを受けたことの対価として財産上の利益を供与し、又はその申込み若しくは約束をしてはならない。

⑤　何人も、臓器が前各項の規定のいずれかに違反する行為に係るものであることを知って、当該臓器を摘出し、又は移植術に使用してはならない。

⑥　第一項から第四項までの対価には、交通、通信、移植術に使用されるための臓器の摘出、保存若しくは移送又は移植術等に要する費用であって、移植術に使用されるための臓器を提供すること若しくはその提供を受けること又はそれらのあっせんをすることに関して通常必要であると認められるものは、含まれない。

（業として行う臓器のあっせんの許可）

第一二条①　業として移植術に使用されるための臓器（死体から摘出されるもの又は摘出されたものに限る。）を提供すること又はその提供を受けることのあっせん（以下「業として行う臓器のあっせん」という。）をしようとする者は、厚生労働省令で定めるところにより、臓器の別ごとに、厚生労働大臣の許可を受けなければならない。

②　厚生労働大臣は、前項の許可の申請をした者が次の各号のいずれかに該当する場合には、同項の許可をしてはならない。

一　営利を目的とするおそれがあると認められる者

二　業として行う臓器のあっせんに当たって当該臓器を使用した移植術を受ける者の選択を公平かつ適正に行わないおそれがあると認められる者

（秘密保持義務）

第一三条　前条第一項の許可を受けた者（以下「臓器あっせん機関」という。）若しくはその役員若しくは職員又はこれらの者であった者は、正当な理由がなく、業として行う臓器のあっせんに関して職務上知り得た人の秘密を漏らしてはならない。

（帳簿の備付け等）

第一四条①　臓器あっせん機関は、厚生労働省令で定めるところにより、帳簿を備え、その業務に関する事項を記載しなければならない。

②　臓器あっせん機関は、前項の帳簿を、最終の記載の日から五年間保存しなければならない。

（報告の徴収等）

第一五条① 厚生労働大臣は、この法律を施行するため必要があると認めるときは、臓器あっせん機関に対し、その業務に関し報告をさせ、又はその職員に、臓器あっせん機関の事務所に立ち入り、帳簿、書類その他の物件を検査させ、若しくは関係者に質問させることができる。

② 前項の規定により立入検査又は質問をする職員は、その身分を示す証明書を携帯し、関係者に提示しなければならない。

③ 第一項の規定による立入検査及び質問をする権限は、犯罪捜査のために認められたものと解してはならない。

（指示）

第一六条 厚生労働大臣は、この法律を施行するため必要があると認めるときは、臓器あっせん機関に対し、その業務に関し必要な指示を行うことができる。

（許可の取消し）

第一七条 厚生労働大臣は、臓器あっせん機関が前条の規定による指示に従わないときは、第十二条第一項の許可を取り消すことができる。

（経過措置）

第一八条 この法律の規定に基づき厚生労働省令を制定し、又は改廃する場合においては、その厚生労働省令で、その制定又は改廃に伴い合理的に必要と判断される範囲内において、所要の経過措置（罰則に関する経過措置を含む。）を定めることができる。

（厚生労働省令への委任）

第一九条 この法律に定めるもののほか、この法律の実施のための手続その他この法律の施行に関し必要な事項は、厚生労働省令で定める。

（罰則）

第二〇条① 第十一条第一項から第五項までの規定に違反した者は、五年以下の懲役若しくは五百万円以下の罰金に処し、又はこれを併科する。

② 前項の罪は、刑法（明治四十年法律第四十五号）第三条の例に従う。

第二一条① 第六条第五項の書面に虚偽の記載をした者は、三年以下の懲役又は五十万円以下の罰金に処する。

② 第六条第六項の規定に違反して同条第五項の書面

の交付を受けないで臓器の摘出をした者は、一年以下の懲役又は三十万円以下の罰金に処する。

第二二条　第十二条第一項の許可を受けないで、業として行う臓器のあっせんをした者は、一年以下の懲役若しくは百万円以下の罰金に処し、又はこれを併科する。

第二三条①　次の各号のいずれかに該当する者は、五十万円以下の罰金に処する。

一　第九条の規定に違反した者

二　第十条第一項の規定に違反して、記録を作成せず、若しくは虚偽の記録を作成し、又は同条第二項の規定に違反して記録を保存しなかった者

三　第十三条の規定に違反した者

四　第十四条第一項の規定に違反して、帳簿を備えず、帳簿に記載せず、若しくは虚偽の記載をし、又は同条第二項の規定に違反して帳簿を保存しなかった者

五　第十五条第一項の規定による報告をせず、若しくは虚偽の報告をし、又は同項の規定による立入検査を拒み、妨げ、若しくは忌避し、若しくは同項の規定による質問に対して答弁をせず、若しくは虚偽の答弁をした者

②　前項第三号の罪は、告訴がなければ公訴を提起することができない。

第二四条①　法人（法人でない団体で代表者又は管理人の定めのあるものを含む。以下この項において同じ。）の代表者若しくは管理人又は法人若しくは人の代理人、使用人その他の従業者が、その法人又は人の業務に関し、第二十条、第二十二条及び前条（同条第一項第三号を除く。）の違反行為をしたときは、行為者を罰するほか、その法人又は人に対しても、各本条の罰金刑を科する。

②　前項の規定により法人でない団体を処罰する場合には、その代表者又は管理人がその訴訟行為につきその団体を代表するほか、法人を被告人又は被疑者とする場合の刑事訴訟に関する法律の規定を準用する。

第二五条　第二十条第一項の場合において供与を受けた財産上の利益は、没収する。その全部又は一部を没収することができないときは、その価額を追徴する。

附　則（抄）

（施行期日）

第一条　この法律は、公布の日から起算して三月を経過した日（平成九・一〇・一六）から施行する。

（検討等）

第二条　この法律による臓器の移植については、この法律の施行後三年を目途として、この法律の施行の状況を勘案し、その全般について検討が加えられ、その結果に基づいて必要な措置が講ぜられるべきものとする。

②　政府は、ドナーカードの普及及び臓器移植ネットワークの整備のための方策に関し検討を加え、その結果に基づいて必要な措置を講ずるものとする。

③　関係行政機関は、第七条に規定する場合において同条の死体が第六条第二項の脳死した者の身体であるときは、当該脳死した者の身体に対する刑事訴訟法第二百二十九条第一項の検視その他の犯罪捜査に関する手続と第六条の規定による当該脳死した者の身体からの臓器の摘出との調整を図り、犯罪捜査に関する活動に支障を生ずることなく臓器の移植が円滑に実施されるよう努めるものとする。

（角膜及び腎《じん》臓の移植に関する法律の廃止）

第三条　角膜及び腎《じん》臓の移植に関する法律（昭和五十四年法律第六十三号）は、廃止する。

（経過措置）

第四条①　医師は、当分の間、第六条第一項に規定する場合のほか、死亡した者が生存中に眼球又は腎《じん》臓を移植術に使用されるために提供する意思を書面により表示している場合及び当該意思がないことを表示している場合以外の場合であって、遺族が当該眼球又は腎《じん》臓の摘出について書面により承諾しているときにおいても、移植術に使用されるための眼球又は腎《じん》臓を、同条第二項の脳死した者の身体以外の死体から摘出することができる。

②　前項の規定により死体から眼球又は腎《じん》臓を摘出する場合においては、第七条中「前条」とあるのは「附則第四条第一項」と、第八条及び第九条中「第六条」とあるのは「附則第四条第一項」と、第十条第一項中「同条の規定による」とあるのは「附則第四条第一項の規定による」と読み替えて、これらの規定（これらの規定に係る罰則を含む。）を適用する。

第五条　この法律の施行前に附則第三条の規定による

廃止前の角膜及び腎臓《じん》の移植に関する法律（以下「旧法」という。）第三条第三項の規定による遺族の書面による承諾を受けている場合（死亡した者が生存中にその眼球又は腎臓《じん》を移植術に使用されるために提供する意思がないことを表示している場合であって、この法律の施行前に角膜又は腎臓《じん》の摘出に着手していなかったときを除く。）又は同項ただし書の場合に該当していた場合の眼球又は腎臓《じん》の摘出については、なお従前の例による。

第六条　旧法第三条の規定（前条の規定によりなお従前の例によることとされる眼球又は腎臓《じん》の摘出に係る旧法第三条の規定を含む。次条及び附則第八条において同じ。）により摘出された眼球又は腎臓《じん》の取扱いについては、なお従前の例による。

第七条　旧法第三条の規定により摘出された眼球又は腎臓《じん》であって、角膜移植術又は腎臓《じん》移植術に使用されなかった部分の眼球又は腎臓《じん》のこの法律の施行後における処理については、当該摘出された眼球又は腎臓《じん》を第六条の規定により死体から摘出された臓器とみなし、第九条の規定（これに係る罰則を含む。）を適用する。

第八条　旧法第三条の規定により摘出された眼球又は腎臓《じん》を使用した移植術がこの法律の施行後に行われた場合における当該移植術に関する記録の作成、保存及び閲覧については、当該眼球又は腎臓《じん》を第六条の規定により死体から摘出された臓器とみなし、第十条の規定（これに係る罰則を含む。）を適用する。

第九条　この法律の施行の際現に旧法第八条の規定により業として行う眼球又は腎臓《じん》の提供のあっせんの許可を受けている者は、第十二条第一項の規定により当該臓器について業として行う臓器あっせんの許可を受けた者とみなす。

第一〇条　この法律の施行前にした行為に対する罰則の適用については、なお従前の例による。

第一一条①　健康保険法（大正十一年法律第七十号）、国民健康保険法（昭和三十三年法律第百九十二号）その他政令で定める法律（以下「医療給付関係各法」という。）の規定に基づく医療（医療に要する費用の支給に係る当該医療を含む。以下同じ。）の給付（医療給付関係各法に基づく命令の規定に基づくものを含む。以下同じ。）に継続して、第六条第二項の脳死した者の身体への処置がされた場合には、当分の間、当該処置は当該医療給付関係各法の規定に基づく医療の給付としてされたものとみなす。

② 前項の処置に要する費用の算定は、医療給付関係各法の規定に基づく医療の給付に係る費用の算定方法の例による。

③ 前項の規定によることを適当としないときの費用の算定は、同項の費用の算定方法を定める者が別に定めるところによる。

④ 前二項に掲げるもののほか、第一項の処置に関しては、医療給付関係各法の規定に基づく医療の給付に準じて取り扱うものとする。

中央省庁等改革関係法施行法中経過規定 （平成一一・一二・二二法一六〇）（抄）

第一三〇一条から**第一三〇四条**まで （証券取引法中同改正附則参照）

（政令への委任）

第一三四四条 （前略）第千三百一条から前条まで（中略）に定めるもののほか、改革関係法等の施行に関し必要な経過措置（罰則に関する経過措置を含む。）は、政令で定める。

中央省庁等改革関係法施行法 附　則 （平成一一・一二・二二法一六〇）（抄）

（施行期日）

第一条 この法律（中略）は、平成十三年一月六日から施行する。ただし、次の各号に掲げる規定は、当該各号に定める日から施行する。

一 （前略）第千三百四十四条の規定　公布の日

二 （略）

●中山　研一（なかやま・けんいち）●

1927年生れ。京都大学、大阪市立大学、北陸大学の各法学部教授を経て、1998年退職。現在京都大学・大阪市立大学名誉教授。法学博士（京都大学）。刑法の入門書、概説書、体系書を残すとともに、「脳死・臓器移植と法」、「脳死論議のまとめ」、「脳死移植立法のあり方」、「安楽死と尊厳死」等の著作がある。

成文堂新書 2

臓器移植と脳死

－日本法の特色と背景－

2001年8月1日発行　初版第1刷発行

●著者●

中山　研一

●発行者●

阿部　耕一

●発行所●

株式会社　成　文　堂

〒162-0041　東京都新宿区早稲田鶴巻町514

電話　03(3203)9201㈹　Fax　03(3203)9206

http://www.seibundoh.co.jp

ISBN4-7923-1563-8　C3032　　検印省略

定価（本体1000円＋税）